安寧護理師的生命教育課

陪你到最後

春落下的幸福時光

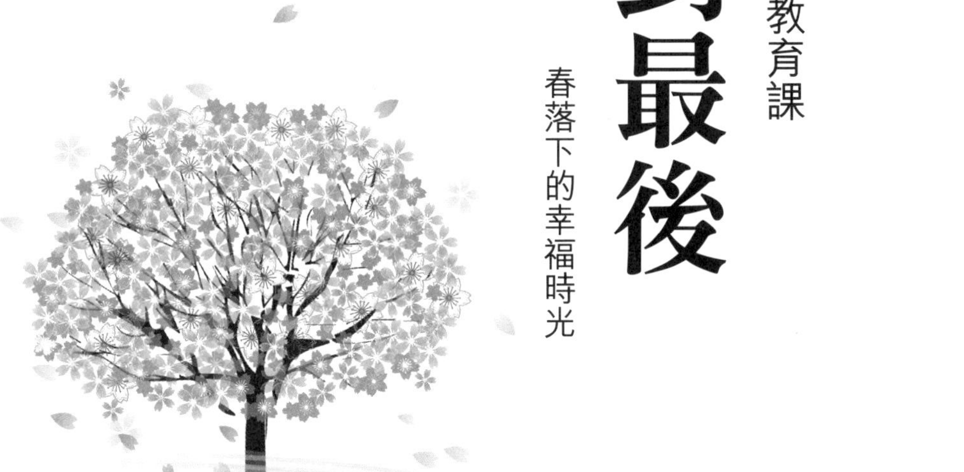

閱讀死亡讓你重新看待生命

第一次見到阿杏是在弘道基金會的照顧創意比賽，她用可愛的南臺灣國語腔調，以護理人員獨有的精準幹練與直白，在非常短的時間內完成案例的報告。我完全被她內心滿滿的愛所感動。她用生命在照顧所遇到的每一個人，每個遇到阿杏的病人與家屬，都因為她的溫柔與安定而圓滿此生。面對死亡我們都充滿恐懼，因此通常選擇逃避，閱讀這本書可以讓我們準備面對死亡，讓我們積極面對活著的每一天，珍惜生命中所有的人。從這些面對死亡的故事，你不得不問自己：我要如何面對至愛、甚至自己的死亡？這本書不給你答案，但給你想像與勇氣。

政治大學社工所教授——王增勇

阿杏是個有溫度的人。熱鬧但不聒噪，真性情之下對人的關懷表露無遺，無論是文字之間或現實生活的相處。字裡行間，呈現了護理人對生命的照護、陪伴與關懷，不僅做了教學與經驗分享，還可以讓人感動到起雞皮疙瘩。生命最後的陪伴，是件不討喜的苦差事，一般人不願意觸碰，畢竟有太多的變數與世事難料，但是阿杏把柴米油鹽醬醋茶中的生老病死，透過文字，讓二者如此的溫柔共存！

弘光科技大學護理系助理教授、
護理系暨學士後護系副主任——江令君

豐富的情緒感受力，再加上人生畢業的實務現場，每個畫面都投影在腦海的文字紀錄片，這就是她溫柔且堅定的服務之路。從醫院到社區，從社區到居家，溫柔對待每個生命，堅定好的服務品質，就算流淚，嘴角也會微微上揚；離別，也能是幸福快樂的結局。阿杏是我認識最暖心的護理師，除了護理人員的專業及效率，也重視照顧者及被照顧者的心理，無論剩下多少時間，都珍惜每一個當下。如果，你也在尋找幸福快樂的結局，那就趕緊往下看吧！

古稀創意社會企業總監——呂協翰

與春杏相識在臉書的園地裡，總能感受著她散出的良善與溫暖的愛，心靈在那當中得到滋養；更常在她的個案故事中，看到人生百態、生命的悲歡與離合。生命，有天終得相互告別，如何靜好的陪與被陪到最後，這書裡處處有見證。安寧的照護、技巧讓身體能舒緩安適些；真心與溫柔對待，也是善終之路最美的守護，兩者並行對臨終者與家屬身心的重要與幫助，在這書中也深刻有感受。透過春杏的文字接收到她心底傳遞出的能量，但望《陪你到最後》這書裡的字字句句能傳遞得更遠，敲打到更多人的心上。

極簡咖啡館——吳欣儒

認識阿杏以來，就一直被阿杏對於安寧的熱情給感染著，透過阿杏的文字，娓娓道來一個個真實的安寧照護故事，圍繞在她與患者、家屬、照顧者等角色之間的心路歷程與真實感受；在故事裡，我覺得很特別也很重要的是，阿杏鼓勵家屬、甚至鼓勵患者學習舒緩疼痛的照顧技巧，在生命終點前為家人留下最美的回憶。這是一本涵蓋護理專業、生命教育、人生哲學的著作。請放心這不是一本教科書！就讓我們從一個個故事開始，思考人生的未來吧。

弘道老人福利基金會執行長——李若綺

真心誠意用生命做陪伴

知道春杏要出書，我真心為她高興。當初我是啦啦隊，鼓勵她像我繼續寫故事。春杏既專業又感性、能演講又會寫，具有「安寧人」的「雞婆性」：求好心切、超難搞也超貼心，之前看她的臉書文章就覺得實在催淚。我從事安寧療護已二十五年，知道世間無常、肉體危脆，總有一天都會「妻離子散」和「家破人亡」。只希望在死亡來臨之前能盡心盡力，即使後來「定業難轉」而不得「善終」，至少讓末期病人和家屬在還活著時，就能「善生」和「善別」。

高雄市張啟華文化藝術基金會執行長、台灣安寧緩和醫學學會理事、台灣安寧照顧協會理事——許禮安

為妳的付出寫序

認識春杏是那段籌備拍攝高醫安寧病房攝影展期間，每逢日落黃昏就會遇見，從病房回到辦公室和我分享專業領域和遇到的臨床照護的小故事。幾年後，從社群累積的字裡行間逐漸散發愛的力量，就鼓勵她集結成書，試想，當一本新書的誕生，可以因為專業知識和動人的文字被收藏，甚至成為未來溫暖人心的一粒麥子，深信這本書的能量就像一束生命之光一樣。

紀錄片編導與講師——許豐明

用愛和專業說故事，體會安寧照護的真善美

知名劇作教學大師羅伯特．麥基說：「講故事是將理念推向世界最有力的方法」。

身為一位推廣安寧照護觀念有十五年經驗的醫師，我深刻地體認到，透過春杏充滿情感的文字撰寫，《陪你到最後》書中這四十幾個又真又實的臨床故事，一定能夠吸引並帶領讀者們從「守候」到「圓滿」，一步步認識安寧照護的核心精神與價值。此外，故事中不同的情境，再再展現春杏的愛、同理、熱情、關懷與陪伴的耐心，我們得以見證在生命最後幽谷伴行的這段旅程裡，一位專業安寧護理師的真與善與美，能夠為個案與案家，帶來如此重要的幫助與力量。

成大高齡醫學部主治醫師、
台灣高齡照護暨教育協會理事——羅玉岱

這本書是藉由安寧護理師的視角，帶領讀者凝視死亡。當一個個動人的臨終者和他家人朋友的故事，呈現在我們眼前時，我們不只是在看他們的故事，也在讀我們的心；我們不會只是陪他們流眼淚，更會聽見我們的內心對愛的渴望與吶喊，於是內在生命與外在行動會激發更多的對話。有哲學家說：「在死亡面前，人是公平的，因為人人都有一死。」閱讀這本書你會被鼓勵：在死亡來臨之前，校正生命與行動的角度，如果因此讓遺憾與後悔少一點，我們的智慧就多一點了。

台灣神學研究學院靈性諮商組教授、
台大共同教育中心兼任老師——錢玉芬

春杏用她暖心的方式貼近病人，以尊重的態度為所有的病人及家屬分憂解勞，再把這些點滴用文字書寫記錄，成就了這一本平易近人的故事書。照顧別人是一件苦差事，但如何在照顧他人的過程中，找到一點簡單的盼望，往往可以藉機學習療癒，我在春杏的字裡行間找到不少有趣、刻劃人心的痕跡，也看到她如何在照顧的過程中，反觀自己內心的某些角落，澄清人己之間的疑慮，轉而產生奉獻的力量。

我渴望春杏「陪伴」病人及家屬的故事源源不絕地化為文字，這些如歌般的劇情，可以幫我們看見病人的不適、家屬的憂慮，以及照顧者的自處，進而教導芸芸眾生莫忘暖心助人，相互取暖……。

國立中正大學傳播系教授——盧鴻毅

從油麻菜籽到太陽花

阿杏是我認識的醫護人員中，最草根、最土味，也是最有幽默感與溫度的人。阿杏對生命的關懷是自然本能，給人很大的安全感、信任感，這種特質總能很快拉近病患跟家屬彼此距離，這是天賦也是上帝給她的任務。

以前總覺得阿杏像是油麻菜籽，在艱苦環境中開出燦爛花朵，照耀了他人，卻苦了自己。那時，很喜歡阿杏，也疼惜阿杏。這幾年阿杏透過一個又一個臨終天使的啟迪，不斷自我修煉，我看到阿杏變成太陽花，開朗燦爛，溫暖了眾生也照耀了自己，現在阿杏內心有源源不斷的愛，給臨終天使的愛就更自然飽滿了，這樣的生命蛻變令人驚艷。

這本書，是臨終天使教導我們的生命之書。謝謝阿杏用靈魂之筆幫我們記錄下來這些精采生命故事。現在，一樣喜歡阿杏，更敬佩阿杏了。

講師培訓老師——楊田林

找到生命中的自在與美好

第一次記錄下自己照顧病人的過程，時間是在念二專的時候，當時為了賺學費，寒暑假都在醫院當看護。之所以會寫下病人故事的原因，是因為覺察到自己面對原生家庭各種關係的糾結，所產生的困惑和痛苦，透過照顧病人時的互動和傾聽，發現熱鍋上的家庭比比皆是，我的悲傷並不孤單。

儘管醫療科技不斷進步，身體保健的知識也普遍，醫院可以醫治多數的疾病，但心裡的傷卻是最難癒合的。尤其那些在尚在襁褓時期或孩童階段，未曾刻意記住卻在發生創傷的同時，就此與生命緊緊相連的各種關係衝突，不需記錄不需學習，遺毒就代代相傳。

愁苦的心會憎恨製造給心傷疤的人，憎恨用台語念就是「撿恨」，我們非但死不鬆手，還緊緊抓住苦毒，扮演一位稱職的受害者，卻忘記隱藏的怨念，可能讓自己在展開的新關係中，不知不覺地成為加害者，否則，家庭的毒不會這樣一代漫延過一代。

感謝上帝巧妙安排，讓年輕時容易自怨自艾的我，透過照顧者的身分聆聽病人的生命故事，在一次一次生命陪伴生命的過程中，也反覆療癒了我脆弱敏感的靈魂。在遇見耶穌之前，「病人和家屬」一直是我生命中最值得尊敬的老師，生命一直影響著生命。

當你願意翻開書看完這四十一個故事，或許有機會跟阿杏一樣，看著別人的故事，檢視的是自己隱忍多年的內在傷痕，經歷願意承認、願意饒恕、願意交託步步煎熬的歷程，進而重現生命本該有的輕盈自在。

祝福你：「找出適合解自己困境的獨家配方，每步都踏實都能嘗到恩典的美好。」

目・錄

第三章、祝福

生命的意義從不在於生病與否，而是珍惜地過日子，勇於說愛、道感謝，如此生命中的每一天，都是最好的祝福。

第四章、重量

生命中承受的種種遺憾、未解難關，都是要讓我們學著去體會，學習重新愛回自己。

目・錄

第七章、護理師心內話

每一位病人都是我的生命導師，
他們用生命來教導我；
護理師雖然能做的範圍有限，
但一定會盡全力去做，
因為有能力去愛，比接受愛更重要。

第八章、舒適照護的力量

透過舒適的照顧讓病人多感受點溫暖，
哪怕只是片刻的笑容、
安安穩穩地睡著，
彼此的內心都是滿足的。

第一章

守・候

人生最後一站，
有家人的照料與陪伴，
讓這些共處的愛與記憶，
繼續長存心中。

要不要再來一張全家福？

最愛的家人都在身邊

辛苦一輩子的父親，現在終於要安息，
我想帶著他最愛的家人，在最後的時光裡溫柔地陪伴著他。

安寧從來都不是急照會，但肝膽內科的病房護理師卻早早打來問我：「學姊，你收到照會單會立刻來病房嗎？病人狀況不好已經推到治療室觀察了。」當然！這一定要啊！

原以為可以很快地幫二十一樓血腫科瘦巴巴的阿杯做完舒適護理，沒想到做完口腔清潔、剃鬍子、皮膚護理，再帶著看護做移位和翻身擺位，再把記錄補齊，一瞬間一百二十分鐘就過去了，沒有一分鐘虛晃的，因為阿杯今天有可能要飛去當天使，我希望他能帶著乾淨和祝福，平安出門。

清潔、細語都是種體貼

這天等我去到十七樓的病房時已經下午四點了，治療室和走廊外的親友團加起來人數大概十多人，陣仗來頭不小。大家都哭得很傷心，我靠近床邊自我介紹，卻看見病人皮膚的皮屑和滿布的出血點，張口呼吸的嘴巴很髒、很乾，卡了很多藥粉和黑黑的東西。

剛五十出頭罹患肝癌末期的大哥，工作是人民的保母，今年年中才診斷出來病況並不樂觀，家人很積極陪同治療，可惜成效不好。這次因為解黑便住進來，一入院血壓和血氧都不太穩定，我想，他應該是我今天的第二位天使。

由於嘴巴真的太乾、也太髒，所以先用食鹽水紗布溼敷五到十分鐘，軟化一下卡在牙縫中頑強的小黑，接著用ENT棉棒、橄欖油棉棒、海綿牙刷輪番上陣清潔，絕不辜負大哥原本一口潔白的牙。過程中也不斷用三毫升空針抽開水，從臉頰邊給予少量水分滋潤喉嚨。大哥吞得很好，於是我又請家屬去買威德果凍，用吃布丁的小湯匙來餵，大哥也吃了好幾口，這很令人開心！

等忙完第一輪後，我請太太和兒子先到護理站，留下女兒和親友陪伴病人，想說可以跟家屬說明善終準備的注意事項。才約莫短短五分鐘的時間，不知是親人還是朋友，就急忙跑到護理站兩次，說是病人狀況不對，叫我先別說話了，趕緊進去看病人比較重要，但兩次的結果都是病人很疲憊地闔上眼，生命徵象沒有太大差異。看得出來現場的每一個人，情緒都好緊繃。

於是換了衛教場地，讓親友都可以隨時靠過來聽，我選擇站在治療室門邊輕聲地跟太太說：「還記不記得以前哄孩子睡的情景，我們如果希望孩子能乖乖舒服地睡著，可以輕輕拍他、輕輕撫摸他，小小聲溫柔地跟孩子說說話，這樣孩子比較容易睡著，音量太大聲反而容易驚嚇到孩子。」

這時她和兒子都點點頭。

我接著說：「先生其實現在人很虛弱很累，就像小北鼻一樣，但這裡人很多，大家說話聲音也都比較大聲，這的確會影響到他休息。等等我教你們怎麼幫病人按摩，大家可以輪流幫病人做，沒有輪到的人先在走廊休息，人多更要分工，才不會幾天下來大家都累倒了。」

這時女兒和親友也都點點頭。

有家人陪伴的美好時光

我讓太太用溫水幫先生擦擦腳；讓女兒用橄欖油紗布幫父親去除皮屑和殘膠；再讓兒子掌心勻著精油溫柔撫觸父親水腫的腳，這些將是這家人最後共同相處的記憶，我不想他們只剩下淚水和悲傷，應該還要有其他的回憶加進來。辛苦一輩子的父親，現在終於要安息，我想帶著他最愛的家人，在最後時光裡溫柔地陪伴著他。

不知不覺，原本有些吵鬧的治療室靜了下來，我順勢帶上了門，讓門內除了我只剩母親、太太和一雙兒女。我先跟病人說：「林先生，你很幸福喔！雖然身體生病，但你最愛的家人都陪在你身邊，現在每個人都要輪流到你耳邊跟你說悄悄話喔！」我聽不到他們說什麼，家屬一樣淚流滿面，但臉部的線條變柔軟了。結束的時候，我提醒每一個家屬，記得再抱抱病人，再親親病人一下。

最後我也準備要下班了，留了公務機號碼給家屬，並詢問家屬：「要不要再來一張全家福呢？」家屬沒有回答我，卻立刻各就各位站好位置，我不只拍了全家福，也拍了他們各自跟病人的合照，我期待家屬往後想起這一天，都記得回憶中有一點點的美好。

祝福這兩位病人，都在溫柔的陪伴中沒有痛苦，輕輕飛走當天使。

阿杏小語

只要有機會能留下全家福的合影，不管在何時何地，都是值得珍惜的。尤其是臨終前的陪伴留影，希望留下的是親友間彼此祝福、道別的畫面，期待日後在家屬的回憶中，除了悲傷之外，也能明白善終是人生最棒的禮物之一。

家人都到齊的全家福照裡，每個人都漾著溫柔的笑容。

目蓮救母

上天派來保護母親的使者

阿青姐給我一個大抱抱，感覺一股溫暖突然注入身心，謝謝這即時雨帶來了滋潤。

阿青姐要求安寧的照會時，其實當下身心都備受煎熬，主要是因為她的父親失智、母親又癌症末期，弟弟也正因肺癌接受免疫療法中，我共同照護的服務對象是住在血腫病房的母親。

還好這一家人感情很好、個性都很溫柔，阿青姐的哥哥妹妹都會互相分擔照顧責任，面對挫折除了難過也有做足功課，父親失智十多年、母親罹癌三年多，兩老生活的就醫起居細節安頓得宜，但最讓阿青姐傷心不捨的，還是個性負責、熱誠的弟弟也重病了。

良性溝通避免痛苦治療

聽說兩老以前是經營傳統豆腐店，厲害的是用心做出健康好吃豆腐的心意，同時也傳給了兩個兒子，他們長大後的工作都和做豆腐有關，父母親的一舉一動對子女的影響真的很大，好壞皆是。

門診安寧收案後，家屬仍先選擇固定回醫院就診，而非接受居家醫療資源，所以出院後也和共照師持續保持連繫，這決定是希望趁著病人還能活動就盡量動。然而照顧計劃很難一切銜接妥當，阿青姐在母親體力虛弱時立刻提出安寧居家申請，只是等不及首次家訪，病人就因呼吸困難來到急診，當下她沒想到這會是最後一段相處時間，因為母親直到臨終前一刻意識及表達都很清楚。

阿青姐小小的遺憾是，對於來急診時母親被插上鼻胃管、尿管非常心疼，儘管當下家屬有表達任何侵入性治療都拒絕，母親還是在非自主意願下忍受這痛苦過程。還好最後透過安寧總醫師和急診醫師溝通，讓母親得以提早拔除管路獲得舒適。

輕柔地呵護母親

阿青姐今天來找我，主要是因為擔心日後自己的父親和弟弟，會不會有一天也要面臨到相同的困境。我能同理她的害怕，但我無法還原急診當日就醫現況誰是誰非，至於日後如何避免，在《病主法》[註1]正式上路以前，我們還有很多空間需要大家一起努力。

我跟阿青姐說：「在血腫病房工作那六年，我自己也是參與了很多次無效的急救，後來才更確定自己對安寧的心意。現在能這麼投入，我很感謝一路上遇到每個不同的病人和家屬，所賦予我的挑戰和反思。」

末了，我問阿青姐：「為何妳會和母親的連結這麼強烈啊？我覺得妳不只是孝順，好像是老天爺派來保護母親的使者。」阿青姐愣了一下才告訴我這形容真的很貼切，原來早在小學一、二年級的時候，阿姨帶她去看了一齣歌仔戲《目蓮救母》，劇情對她影響很大，此後她便覺得自己有義務要保護好母親。

離開前阿青姐給我一個大抱抱，感覺到一股溫暖突然注入我的身心，謝謝這即時雨帶來了滋潤。好喜歡阿姐說起話來慢條斯理的樣子，彷彿就像用雙手小心、輕柔地捧著脆弱易碎的豆腐。

1.《病人自主權利法》，是以病人為主體的醫療法規，保障病人醫療自主權利、善終權益。

阿杏小語

對於至親的死別，不捨是一定的，每一個不捨的曾經，點點滴滴都是最深刻的回憶。然而痛苦後的省思與對生命教育的傳承，捨棄不再重蹈覆轍的過去，都是流過淚水後，化作生活養分的重要能量。

愛已滿溢

相依為命的手足情

媽媽曾說我們家生活再苦、再窮，
都沒有什麼事，比一家人能守在一起還要幸福。

五十五歲的病人周阿文已經洗腎三十多年，是家中的么兒。聽阿文唯一的親人也是他最小的姐姐說（我就跟著病人喊「小姐姐」了），他曾在過去治療的診所中發現有C肝的問題，但卻從未被提醒要持續追蹤或是治療，加上相依為命的兩姐弟生活方式又很單純，平日少有親友往來，等到他開始出現明顯的食慾變差、全身倦怠、疲勞等症狀，才到大醫院的肝膽內科檢查，怎知就是肝癌末期了呢？這事讓小姐姐從頭到尾都相當自責。

令人欣羨的手足情

收案首先要瞭解的就是家族樹，詢問之下才知周爸、周媽都是國共內戰時逃來台灣的。當年一大群人受到時代洪流的推動，逃離故鄉竟成了唯一的選項，即便想盡辦法帶上老大、老二兩個孩子，在顛沛流離的艱困逃難過程中，孩子雙雙夭折，成了周爸、周媽心中永遠的痛。

周家來到台灣慢慢安定之後，周媽很想念離世的孩子，即使生活貧困還是堅持再生三個孩子，在小姐姐之前還有一個哥哥，年紀輕輕二十出頭時卻因腎炎尿毒症過世。而最小的弟弟阿文，自幼即知罹患腎病身體虛弱，一路都是由大三歲的小姐姐帶著長大的，在服務的過程中，我未曾聽過小姐姐對於照顧弟弟這件事，有過任何一句怨言。

平日姐弟相處的時候，總說著家鄉的湖南話，聽起來總覺得這方言的聲調尾音向上揚，軟軟地帶些鼻音，感覺像是在唱歌。即便阿文已經五十多歲了，但小姐姐總喚他「文文」。吃飯時間若病人沒有力氣，小姐姐會很溫柔地哄著阿文吃些軟糊的鹹稀飯，這有愛的一幕總讓我心生羡慕，我想像這樣的手足之情，必定是從原生中家庭滋長來的。

即將失去唯一親人

阿文的狀況愈發愈不理想，原本的照會目的從症狀控制、教導舒適照顧技巧，變成轉介安寧療護資源。帶小姐姐參觀過安寧病房之後，她低頭不語，表情非常沉重，我感覺到她的情緒瞬間低落了下來。於是我又陪著小姐姐走回肝內病房去，路上小姐姐說：「我不是不知道弟弟的病情加重了，只是從小媽媽就把阿文托給我照顧，從他流著鼻涕上學的時候，我就幫他背書包、提便當袋，照顧弟弟早就成為我生活的一部分了。爸媽過世之後，只剩下我們兩個，即使阿文因為生病根本沒有辦法上班，都是我出去上班賺錢，但我也從不以為苦，世上有個能相依偎的親人，就是最幸福的事了，從小爸媽也是這樣待我們。

如今，阿文身體愈來愈差，我只剩下自己一人，我當然也希望佛祖帶著阿文去跟天上的父母團圓，但這世界這麼大，之後再沒有一個我的親人，我突然覺得心好酸，一下子不知道該怎麼面對好。」

瞬間，不知為何，我竟也覺得鼻頭和心裡一陣強烈酸楚，我覺得阿文好幸福，也好心疼小姐姐湧出的寂寞。

滿溢的愛不怕苦

「小姐姐我不是要刻意誇妳，但我看見妳對阿文所做的一切，我真的很感動，長久時間，妳都如此辛苦在工作和醫院來回奔波，甚至為了阿文妳也沒有走入婚姻，我很好奇，為何妳可以這麼心甘情願，一句抱怨也沒有呢？」

「辛苦？我倒真的從不覺得辛苦，從前我父母待孩子就極有耐心，他們兩個老人家書都讀的不多，講起話來也是笨口拙舌的，我父母很少對孩子講道理，但他們一言一行現在回想起來，其實都很有智慧。」

以前媽媽要小姐姐照顧弟弟，在家裡還好，但到學校也要比照辦理的時候，她真覺得有一點丟臉。但媽媽從沒有罵過她，因為知道她心裡的不舒坦，默默地陪著他們走了幾回去上學的路。途中媽媽會說起以前逃難的事，大哥、大姐都是在逃難過程中病死的，媽媽好捨不得，卻一點辦法也沒有，所以家裡生活再苦、再窮，媽媽都會說沒有什麼事，是比一家人能守在一起還要幸福的。

小姐姐又說：「小時候其實我沒有很懂，但慢慢長大，跟同學聊起來的時候，我才知道我父母親真的對孩子都很溫柔。如今妳見我對小弟弟好，那不是我的功勞，是父母親給的愛很足夠，滿到我也可以給弟弟很多、很多的愛。」

的確，滿到能分享出去的愛，是這世上的無價之寶。

阿杏小語

存在手足間無私的愛，在服務經驗中不是太常見，這樣的愛需要極寬廣的心胸才能成就，我也未曾真實經歷過，即便在我當了母親之後，也未能給出這般溫柔的愛，所以我很慶幸能親眼見到，原來溫柔的愛所留下的記號是如此令人動容。

有始有終

規劃人生的最後一站

在病房中這一刻我看到了什麼呢？
我看到面對死亡，人其實可以很有力量。

蔡大哥四年多前剛從學校退休，跟妻子早就計劃好老後生活要如何自在地過。第一步就是先做完整的健康檢查，看看過去幾個月老是乾咳的元兇原因是什麼。老天爺沒送一個幸福無憂的快樂晚年，倒發出一張要重新省思生命的重大傷病卡——「肺腺癌」，診斷結果讓這對夫妻原定的規劃全亂了套。

再次重逢的緣分

該有好一陣子，蔡大哥一家人都處在傷心煩惱的氣氛中。蔡大嫂在毫無頭緒又非常傷心的狀況下，打電話到高雄希望小站尋求協助。接著，就遇上一個號稱北高雄講話最吵、最有力的護理師阿杏，這是我們結緣的開始。

面對罹癌打擊，希望小站的工作人員在第一時間，就是要提供「希望」指引方向：好好配合治療計劃、好好補充身體營養、好好閱讀疾病知識、好好安頓煩燥的心，讓希望不只是方向，而是握在手裡的踏實感。所幸，蔡大哥也平安順利地完成第一階段的治療。

後來我離開小站去社區服務，在二〇一七年四月中才又回到醫院工作，這中間未有任何機會再想起這一位病友。隔年四月的某天在十樓的癌症中心簡介安寧共照，還雞婆地順帶說明簽屬「預立安寧緩和醫療暨維生醫療抉擇意願書」的重要性。宣導結束後蔡大嫂走過來拍拍我的肩，確認一下我是不是他們所認識的阿杏。緣分於是再度串起，我很開心蔡大哥爽朗、熱情的笑容一點也沒變，夫妻兩人也在當天完成意願書的簽署，這是重逢最棒的禮物。

微笑迎接最後一站

五月下旬蔡大嫂傳 Line 告訴我，蔡大哥目前住院中狀況惡化令人擔憂，我知道家人最擔心的烏雲終究飄過來了，就算疾病不復發，終有一天衰老也要帶走我們的生命，所以我始終相信，規劃人生的最後一關，就有機會漂亮闖關。

再忙我也一定要撥空去探視，感謝好學妹在我休假期間，先協助接單安了這家人的心。趁著陽光燦爛帶著蔡大哥的家人幫他清潔身體，用橄欖油加上檸檬精油滋潤乾裂的嘴巴，再將油倒在紗布上，用卸妝的方式輕輕去除皮屑，最後用按摩精油幫他按摩四肢水腫的部位，手機播放著水晶音樂，讓病房的氣氛頓時放鬆許多。

最後提議由我側拍紀錄，總共「喀擦、喀擦」拍了四十多張，留下蔡大哥一家的合照與紀念，接著引導他們輪流說出愛、說出不捨、說出再見，再緊緊擁抱深深吻別。蔡大嫂好可愛，說自己一吻就不想放開。

在人生的最後一站，有親友溫暖的陪伴，有小孫女朗朗的笑聲，這一生夫復何求呢？原來，笑容和眼淚並行可以毫無違和感。

在病房中這一刻我看到了什麼呢？

我看到生老病死，我看到生命的傳承，我看到不捨的眼淚，我看到家人的祝福，我看到面對死亡，人其實可以很有力量；我看到安寧道路上的每一位老師，都用自己的身體告訴我生命的恩典難能可貴，要珍惜，要把愛傳出去。

阿杏小語

總覺得忙碌的一天很快就過去，但記錄下來的故事，讓忙碌的工作變得不討厭。病人臨終前在病房中看見三代同堂，彼此互相扶持、互相祝福、感謝這輩子的生命中還好有彼此來當家人，那將是鑲嵌在記憶中最美好的一幕。

煩的時候就洗腳

換我們來照顧你

不管爸爸最後決定想怎麼做，最重要是此刻仍擁有爸爸的每一天，我們都要盡力讓他感到舒服、有尊嚴。

煩的時候就洗腳，這不只對我有效，對病人的家屬也一樣保有特殊的魔法。

就快退休的中年大叔阿義，不僅外表陽剛說起話來架式氣魄十足。一輩子愛家、愛妻、愛子女，讓妻子無憂當家庭主婦，讓孩子安心讀書不需助學貸款，眼看最小的兒子就要研究所畢業，只要再拚兩年，就可以安心離開職場安養晚年，好好開始他腦中規劃已久的退休生活。

放不下甜蜜的責任

但長年工地奔波勞動、菸酒相伴的下場，往往人算不如天算，還撐不到退休年紀，身體就不聽使喚棄守崩盤了。食道癌四期纏身的阿義，儘管一發現就配合治療，可惜癌細胞來勢洶洶，完全沒有同理心，治療結果還是令人非常傷心。

原科主治也悉心說明或許可以考慮選擇安寧療護，妻兒因為不捨都希望阿義萬一不能好也要平安善終，別太受苦。在委婉詳盡的說明之下，他自己也思索許久，萬般無奈地完成簽署「預立安寧緩和醫療暨維生醫療抉擇意願書」。

誰知時間才過一天，阿義居然啟動反悔機制，要求要收回意願書，原因是放不下肩膀扛習慣的責任，覺得簽了這張生死狀等同宣告放棄，阿義愛家人的心到此刻都未曾削減，我看著既感動又心疼。

雖一大早知道這消息，也不能一到病房訪視就開門見山講這件事，還好病人腳皮存量豐厚，和我的厚臉皮也相互匹配。一見面我熱情打完招呼，就從工具包拿出來我的「家私伙」（工具），帶著他的寶貝兒子一起幫忙清腳丫。邊放著黃乙玲動人的台語歌，邊配合旋律溫柔地去腳皮，邊做邊聊阿義以前在家和工地的威武事蹟。

現在就說出心內話

等到氣氛愈發融洽的時候，我找機會私下跟阿義的兩個孩子說：「爸爸其實很累，之所以撐著不是為了自己是為你們。或許我們可以跟爸爸說，感謝爸爸長年來為家庭的付出，如今我們都長大了，換我們來照顧這個家也照顧您。這些話千萬不要留到喪禮上才說，能讓爸爸親耳聽到你們心裡的話，這真的超級珍貴。不管爸爸最後決定想怎麼做，我們都要學習尊重，最重要是此刻仍擁有爸爸的每一天，我們都要盡力讓他感到舒服和有尊嚴。」

每次服務接近尾聲時，我都需要先針對不同狀況，在心裡反覆醞釀要講出來的字句，是因為我希望家屬可以感受到我對病人的尊重和誠意，而非只是單單要說服簽署DNR而已。雖然還是有踢到鐵板的時候，但我很喜歡盡全力付出後的感受。

從孩子紅紅微濕潤的眼光，我知道訊息已正確傳遞。感謝原科醫療團隊人員努力不懈、接棒繼續努力，感謝上帝，聽說下午病人又把意願書交到護理站了。

阿杏小語

華人社會裡的傳統家庭教育，讓我們不習慣把愛掛在嘴邊，即使表達關心和愛意，常常說出口的聽來也像是管教的話，就連病房探視，親友多是木訥站在床邊講些言不及義的話。既然不知該說些什麼，幫忙把腳洗乾淨是表達關心很棒的方式。

思念開始蔓延

每一種痛都無法比擬

我們相愛了四十年
我們二十多歲就相識結婚
我們生了一男一女都是品學兼優
我們男主外女主內分工很好家庭和樂
我們互相支持互相尊重足足相愛了四十年
我們說好等孩子大一點就要好好規劃退休後的生活
我們要把過去年輕時的辛苦打拚留到老後再一同享受

但那一晚你說你只是頭痛
你說你只需要喝一小杯的約翰走路
你說洗個澡等等早點休息舒服睡一覺頭痛就會好
然後在凌晨兩點突然起身說頭痛欲裂
你沒有任何預警就從我面前忽然倒下
我驚慌失措甚至忘了要怎麼叫救護車

瞬間一片混亂我的時空完全失了方向
等我忙停你在加護病房裡全身插滿管
發生什麼事了呢我向來精明向來能幹
雖然你對我總是信任沒有任何的擔憂
我總能有條理地把生活每件事打理好

但是　你真的決定好捨得要離開了嗎？
如果你這一倒下就不再回到我的身邊
我除了止不住的眼淚除了無盡的心碎
就只能讓悲傷蔓延在每刻呼吸的瞬間
你在加護病房受苦我分秒都痛徹心扉

我想起過去一起生活時你曾跟我說過：
「若有天我們其中一人必須離開對方
記得除了傷心還要繼續好好照顧自己

我們的家一樣溫暖我只是去遠方旅行
好好吃飯　好好睡覺　好好運動
好好愛自己

一如往常我待在你身邊從清晨到黑夜
我的愛就是空氣就是開水你隨手可得
我們沒有分開我住在你的記憶和心房
感謝一對子女在你用心下都照料妥當
我無憾才能遠行才能在你陪伴下安息

想念我的時候請抬頭看看天空
我在微笑　我在想你　我在呼喚你
再見不是永別
時間到了我們一定會再見」

撤除維生醫療背後都有個令人掉淚的故事
失去你的那一天我的生活註定被思念蔓延
願你在天堂平安快樂地等候我
時候一到我們必要再見再相守

在《失去你的3月4日》這本書，作者玟萱形容失去澤銘的這段話，我一直記著：

「面對失去時，每個人的痛都是無可比擬的，因為每一段分離，都是直接敲在摯愛者的心上，無聲，卻足以令人倒下。」

第二章

放・下……

任何時刻，
要讓心境像大海般遼闊，
放下擔憂，
盡情擁抱生命裡每一種風景。

好好交託

無後顧之憂的安排

身體和車子一樣，壞了就要維修；辛苦一輩子，沒有享福不要緊，但若最後身體還受盡折磨很不值。

住在旗山的阿杯，年輕時靠著當板模工養活一大家子，為了賺錢也為了應酬，菸、檳、酒是必備。前天照會，是阿杯確診肺癌後第一天吃標靶藥，自費藥再貴家人也沒有一丁點猶豫，這是子女很想為老爸盡的一點心意。

告知病情很重要

討論後續照顧方向的過程中，我一邊講安寧，阿杯的兒女們一邊哭不停，哭到連眼淚鼻涕都噴出來很是傷心。我決定閉上嘴巴先照顧好家屬情緒，哭不能解決事情，但哭可以好好宣洩內心的壓抑和焦慮。根據以往的經驗，鼻涕和眼淚都是安寧善終的好朋友。

下午再去探視阿杯，他依舊喘到無法躺平，帶著他的兒女一起動手幫長輩把嘴巴的痰塊清乾淨，再擺個舒服的臥姿讓病人好好休息，病人舒服我才有機會和家屬好好談。

女兒說這陣子阿杯的心情一直很差，這倒也是，從來沒聽說有人罹癌住院還開心得起來。我盡量維持專業又溫暖的音量，溫情並理性地用專業的角度跟家屬說明告知病情的重要性。強調的重點是，再怎麼刻意迴避，病人也不可能永遠被矇在鼓裡。在我服務的經驗中，從來沒有人病入膏肓還以為自己會恢復健康。

選擇減輕痛苦的方式

終於，感謝主、感謝菩薩！

家屬點頭的同時，我以飛快的速度移動到阿杯耳邊，不讓家屬有絲毫反悔的機會，並用流利的台語跟阿杯說：「身體和車子一樣，壞了就要維修。只是零件太舊修不好，現在可能還要面臨整組壞掉。辛苦一輩子，沒有享福不要緊，但若最後身體還受盡折磨很不值得。現在醫療很進步，有專門幫病人減輕痛苦的團隊，讓病人的身體和心情都可以輕鬆一點，重要的是連子女也可以一起學習怎麼來照顧病人，即使出院醫護人員都要跟回家，你說這樣的安排好不好啊？」

我很確定這不是幻覺，阿杯在每個斷句後面都有費力、認真地點點頭，接下來當然是很順利地完成保障善終的意願書簽屬。

再次，感謝主、感謝菩薩！

一會兒，阿杯居然趁著我和子女談話沒注意的時候，自己撐起笨重又不聽使喚的身體想要坐起，兒子興奮地說：「阿爸好久沒有精神這樣好了。」

我特地「喬」一個阿杯可以看向窗外的姿勢，讓兒子當阿杯的扶手，女兒當阿杯的靠背，還開美肌模式幫他們拍一張比「耶！」的照片，大家都笑開了，笑得我們的心都暖暖的。

真的感謝主、感謝菩薩！比重病更可怕的是心裡有事卻說不出口，善終就是要把心裡的所有擔憂，都一件一件交託清楚。

阿杏小語

自安寧進入我的生命之後，便從未離開過，一次次傾聽著病人的生命故事，讓我更明白死別的經驗雖無法重來，但可以將遺憾化作力量，更用心陪伴專注此刻就在身邊的家人，讓傷痛也能成為生命中重要的養分。

一起寫才有伴啦！

早點決定少受苦

拚就要拚病可以好起來，病若不能好，
那也要拚好好地過完最後一段時光。

下班前兩小時才看到的照會單，在消化外科的健保房第二床，病人是五年級生，肝癌末期肚子因為充滿腹水脹得不得了。先跟專科護理師討論幫忙調整止痛藥，好同事叮嚀：脹也是一種痛呀！

身旁陪伴病人的是弟弟也是主要照顧者，說話的口音一聽就是木訥老實的澎湖鄉親，他用極為認真的表情問了我：「要是治療無效，我們可以試試看草藥嗎？」

我明白他不想失去摯親的心情，也以極為誠懇的態度回答：「草藥若有效，醫院就不會這麼多病人了，怕是不但花錢沒效，還讓病人身體愈來愈受苦，你一定要考慮清楚風險，我不希望你們花錢又傷身。」

最後時光好好地過

弟弟一臉狐疑，似乎不覺得「癌末、急救、安寧」其實離哥哥很近，他以為只要將腹水抽出，哥哥的病就能改善。病人的呻吟適時帶家屬回到現實來，我們才能繼續談怎麼幫助癌症末期的病人，在最後一段日子裡盡可能過得平安舒服。

結論我用了堅叔[註1]的經典台詞做結尾：「拚就要拚病可以好起來，病若不能好，那也要拚好好地過完最後一段時光。」

說時遲那時快，住在健保房第一床膽囊癌的病友，以親切的台灣國語喊出：「小姐，給偶一張妳說的那種免急救的什麼書，趁我腦子清醒，趕快寫寫，家人才不用為難。」

1. 黃勝堅，安寧緩和醫療專科醫師，現任台北市聯合醫院總院長，人稱「堅叔」。

他還命令一旁的兒子一定要當見證人。接著，第二床的病人在此時居然也叫弟弟扶他坐起。第一床的病友面向著第二床的病人大聲喊著：「隔壁的，我陪你一起簽一簽啦，反正早晚的事，早點決定也免得受苦。」

這耐人尋味的一幕，讓我看見同病相憐原來是一種有愛的溫度。

阿杏小語

當疾病無法痊癒的時候，溫暖的陪伴才是病人的希望和良藥。我很清楚自己從沒有放棄任何一個病人，反而是放下我心底最深的擔憂，鼓勵病人先做好最壞的打算後，再義無反顧地拚拚看，對我而言，這才是對人生最負責的態度！

相知相惜的病友，讓彼此都找到了好好過日子的勇氣。

大海般寬闊的心

盡力去做就沒有遺憾

人世間，好壞都是分配好的，好好過自己的日子就好，
老天爺很公平，不會只欺負你一個。

七十二歲阿公是膀胱癌腦轉移的末期病人。膀胱癌是泌尿系統常見的惡性疾病之一，常侵犯於六十歲以上男性，抽煙是重要致病因子，菸癮愈大相對罹癌機會愈高，而阿公也是癮君子，其他像是環境因素，包括：染廠、橡膠、皮革、油漆、印刷、石油等有機化工會使用到的化學物品，都算是常見風險。

為了生活而拚命苦撐

聽阿嬤說阿公的工作就是在做漁網染色，網路上查了一下資料染料有分色粉（PE粒、塑膠粒、尼龍粒）和色母（尼龍粒）成分都很毒，依比例下去攪拌、加熱融化、聚合後，再抽出顏色變成染料，色彩鮮豔更要謹慎小心。阿公這算是職業病，因為早年工作環境不佳加上防護措施不足，再加上孝親費支出，一家四口開銷很大，阿公別無選擇只能拚命地苦撐賺錢；阿嬤是在澎湖長大的孩子，成年後全家才搬遷到高雄，一來為了孩子好找工作，再者也顧慮到長輩就醫的便利性。

阿嬤一直很喜歡面對大海生活的日子，海天一色無邊無際的湛藍，就算有再多煩惱也都會被海浪聲給帶走。

兩個人經朋友介紹認識，戀愛時沒有太多火花，個性合適就論及婚嫁，婚後也順利生了兩個男孩，人生每個階段的功課都完成得理所當然。阿嬤個子很嬌小笑聲卻十足爽朗，參觀心圓病房那一天，她說阿公生病兩年多以來都非常好照顧，直到發現腦部轉移，又被檢查出開放性肺結核，只能先住進負壓病房照顧。阿嬤唯一的心願就是盼阿公能在睡夢中好走。

以寬廣的心看待

阿嬤從以前就看淡了生死的問題，她說：「人世間，好壞都是分配好好的，不要貪心，不要害人，好好過自己的日子就好，沒有過不下去的日子，老天爺很公平，不會只欺負你一個。」

兩個孩子最大的其實也四十了，至今仍未婚嫁老人家也不煩惱，阿嬤這段評論也很經典：「我和先生都是普通人，生出來的孩子也很平凡，沒有變壞已經是恩惠，兩個都有一份不高但可以養活自己的薪水，這樣就夠了。姻緣的事不能勉強，他們知道怎麼安排自己老了以後的生活就好。等先生的事忙完，我還要約孩子一起來捐大體，死以後還可以給醫學院的學生當大體老師，後事還有人幫忙處理，這安排是不是很聰明？」

阿嬤才說完，我們兩個就在宗教室哈哈大笑起來，我跟阿嬤說很佩服她像大海一樣有顆寬闊的心，這是我嚮往的境界。

病人最後終究沒有來得及轉到安寧病房，但阿嬤在阿公過世後打電話跟我說：「很謝謝你們醫師和護理師的照顧捏，我們生病這段日子遇到都是好人，還好有你們，阿公才可以走的平平安安，最後一段時間都是我在陪他，值得了啦，我有盡力，對他沒有遺憾了。」

深深覺得是因為阿嬤眼底盡是善良，所以才會所見之處都是好人，感謝阿嬤也發我一張好人卡，我會好好珍惜，也感恩上了這麼寶貴的一堂課。

阿杏小語

在困境中的阿嬤，心胸仍然像海一樣遼闊，心底仍然像海水一樣清澈。她的坦率像海浪般，一波一波拍打著我的心，提醒我無論何時，只要以發自內心的良善態度來對待周遭人事物，用這般心境來過日子，必定每個片刻都靜好。

出境事務所

看盡人生百態

做我們這一途的，都馬知道棺材裝死不裝老；
說沒想過是騙人的，但從沒想過會這麼早就遇到……

「在台灣，平均每四分鐘，就有人離開親友，出境往另一個國度。這是一群處理我們親友出境事務的工作者，在看盡生死之後，如何面對自己人生課題的故事。」

這一段是曾在客家電視台播出的八點檔《出境事務所》簡介。分演二十集，藉由故事中五位年輕的禮儀師，詼諧幽默的互動，來探討多數人不願面對的死亡課題。

因著工作屬性特殊，像是警察、消防員、照服員、殯葬業、醫療業等，常常有機會接近人生最恐懼的黑洞，所以在面對死亡議題時，也常會跳出一些不同於常人的視角和感受。

提早面臨危險的時刻

在加護病房收案的阿忠，和我是同年同月同天投胎的。不久前我們都還在各自專業領域忙碌著，沒想到第一次見面，我就要和他二姐討論他的生死大事——撤除維生醫療。

他和他的二姐都從事殯葬業，也是二姐帶進門的，當年因為姐夫心肌梗塞突然離世，二姐立馬想到找剛好失業的阿忠來幫忙。二姐說在鄉下的殯葬從業人員尤其辛苦，因為什麼都要學，什麼都要懂，什麼都要做。

阿忠休假當天因胸痛跑到醫院求治，卻在就醫過程中突然失去意識，檢查報告出來，居然是少見的冠狀動脈三條全阻塞。救護車從國境之南一路「嘔伊嘔伊」飛奔到高雄，在車上就開始急救，到院前已呈現心肺功能停止（OHCA）。轉到心內加護病房，呼吸器、升壓劑、連續靜脈——靜脈血液透析（CVVHD）全派上用場。

看見阿忠全身插滿管子，二姐說：「如果人沒有醒來，這一切的受苦都是白費啊！做我們這一途的，都馬知道棺材裝死不裝老，說沒想過是騙人的，但從沒想過會這麼早就遇到，或許當初我連救都不該救……」

說這些話時的二姐，聲音低沉，偶爾閉眼抿嘴，雙手不斷交互搓揉，一字一句說得緩慢，不知為何，她的表情讓我聯想到「心如止水」這四個字。畫家系圖時才知道，上個月她和阿忠才一起送走因腎衰竭過世的大姐。

所以一早電話交班的時候，加護病房學姐已經跟我說，家屬早決定好要拔管的時間了。

人生選擇題變得簡單

我看著二姐憔悴的樣子，有一種說不出的寒，我擔心她血壓不穩，直接幫她掛了下午的家醫科先拿藥吃。

二姐說：「我還死不了，他們兩個比較幸福，媽媽的債還完了，可以先走了。」

最後依家屬的期待，週六等二姐的孩子放假，一早就來醫院幫舅舅送行，要走也不要走得太孤單。

冬瓜大哥在《黑夜裡的送行者》這本書就曾寫到：

「看過這麼多生生死死，你問我有什麼感覺？我會說，人都會有終點。」

「在這一行會看到很多很心酸的事情，不用太鑽牛角尖，搖搖頭生生氣就過了。人性本善、人性本惡，都是必然的現象。」

「我才要好好謝謝他們，他們讓我比別人更幸運，可以看到人生百態，有善良的一面，也有邪惡的戲碼。我可以看到這麼多故事，真是不枉此生。」

有了更深刻的價值觀，人生多重的選擇題，反而漸漸變得簡單、透徹。時間該花在哪？真心的與誰往來？很多事，自是不言而喻了。

人生總有一些過不去的時候，但想想生命之所以可貴，是因為人生是無法重來的，有些缺點也是上帝巧妙的安排。不用太完美，接受一點小瑕疵，努力做好自己分內的事情，不比較、不八卦，忙一天好好睡一晚，入境出境，都是平安、自在的人生。

阿杏小語

沒有一天是可以浪費的，因為在我們抱怨的同時，又怎知哪一天會面臨自己的告別式呢？生死大事不看盡頭只看日常，喪親疼痛強度，跟平日相處雙方所累積情感絕對有關，若既相愛又怕離別，就更要不留遺憾，努力把每一天愛好愛滿。

還有能力給予愛的我們，都要在每一天不吝嗇地好好表達。

以為是感冒

被輕忽的警訊

阿香像是坐了單程車出發遠行，親友不捨的在月台上等著送行，不論大家有多悲傷，阿香這一趟勢必要離開。

這故事發生在那陣子瘋搶衛生紙之亂、搶辦「499 吃到飽」的時候。當時看新聞時，我擔心的是在那些地方工作的員工，應該爆累又爆肝的。但或許有人最直接想到的是老闆會給加班費啊！怕什麼？

怕是在那麼忙碌的時刻，員工的休息時間足夠嗎？天天加班體力吃得消嗎？面對民眾各式各樣提問會崩潰嗎？拚命才能完成任務的壓力很大吧？吃不好、睡不好、連上廁所都不能隨心所欲，這樣實在傷身體。

身體開始亮起紅燈

或許是我多慮，三百六十五行各行各業都有自己的心酸，都有自己的苦要擔。但我想說的是：身體是我們最忠實的支持者，餓了亂吃身體不能抗拒；累了不睡身體只能硬撐；不做運動身體沒法勉強；萬一病了身體只能倒下。但在身體倒下以前，其實器官也會盡責地發出警告的訊息，例如：情緒低落、肥胖、疲倦、失眠、憂鬱，例如你所覺察到卻覺得微不足道的種種不對勁……。

你有認真注意過自己身體的紅燈，是不已經亮起來了呢？

這麼說倒不是因為我有多會照顧身體，會這麼說其實是自己也需要調整作息，會仔細地把內心的OS記錄下來。另外就是有個病人的故事讓我很傷心……。

那天週一早上，收到心內加護病房發來的照會單，一位四十七歲的未婚女性阿香，因工作中感到心悸、呼吸喘，由同事送來急診。

阿香主訴[註1]約略在三週前就出現感冒症狀，持續在診所拿藥未好轉。其實依自己過去在診所工作過的經驗，通常拿藥服用一週未改善，醫師就會建議轉到大醫院詳細檢查，甚至還會幫忙開轉診單。

所以我很難理解，感冒三週而且症狀愈來愈嚴重，卻仍繼續忍耐的原因究竟是什麼？我猜，最有可能就是病人輕忽了疾病的嚴重性。

找到善待病人的方式

疾病來的太突然，阿香的家人一點心理準備也沒有。第一次見面，我先禮貌自我介紹並說明來意，接著帶他們坐著圍成圓圈，因為接下來說明的每一句都很重要。

使用葉克膜的患者，因需使用抗凝血劑來避免血栓形成，部分患者會出現嚴重的腦出血、腸胃道出血。很不幸在加護病房積極治療四天後，阿香就出現了上述嚴重的副作用，醫師評估阿香一旦脫離葉克膜，生命徵象有可能立即停止。希望安寧共照團隊協助討論撤除維生醫療，讓病人的最後一程，可以在家人的陪伴與祝福下走得平安。

阿香的母親是最難接受這個結果的。母親節才剛過，阿香答應過母親要提早辦退休，好好陪伴老人家安詳地度過的晚年，現在卻反倒成了白髮人送黑髮人，情何以堪？我知道家人不捨也難以放手，婉轉說明此刻阿香身上插滿了各式維生的管路，若受苦可以換來健康，那麼醫護人員絕不會輕易給出撤除的建議。

當日負責醫師在家庭會議上也清楚說明，他在重症加護病房這些日子以來所觀察到阿香病情的種種變化，醫護人員從沒有放棄，只是醫療也有其極限，我們需要討論一個更能善待病人的方式。

詩歌中的惜別會

我跟阿香的母親說：「阿香好累，她也不想這樣，她很努力拚了多天，只是運氣不好，這個病來的又兇又猛，她一個人在加護病房對抗病魔真的很辛苦，還好妳們有堅定的信仰。阿香只是先移民去天家，這也是以後我們每一個人都要去的地方。

阿香就像是坐了單程車要出發遠行的人，而不捨的親友就是在月台上等著要送行的人，不論送行的人情緒有多悲傷，阿香這一趟勢必一定要離開。若我們希望阿

1. 主訴是指病患或家屬對於相關症狀、疾病、問題、醫生診斷或建議回診等，簡單描述就診原因。

香可以安安心心地出門，那我們就要好好溫柔地祝福阿香。」

我鼓勵阿香的家人把想對她說的話寫下來或錄下來，這樣就不用擔心有想說的話卻沒說完，這是重要功課，一定要試著做。

撤除維生醫療通常會避開會客時間，那天一早阿香的家人和同事們就通通在加護病房門口等著，我很慶幸有機會一起見證這樣一場溫馨的惜別會。大家圍著阿香的病床，在詩歌聲中一一祝福阿香，牧師也來到床邊臨終祝禱。因為真的非常感動，我也主動詢問是否需要幫忙留影紀念。

照片在事後傳給家屬紀念，大姊也傳 Line 給予我們肯定：「謝謝護理師與社工這麼用心為我們家屬留下珍貴的畫面，感激萬分。」

謝謝你們，用生命和信仰幫我上了這麼棒的一堂課，我看見阿香的親友雖然傷痛，卻也相信她已經從人間的勞苦重擔中解脫，安息主懷，未來親友都必在天家相聚。記錄悲傷的背後，看見的反而是力量。

阿杏小語

生命中有各種無法避免的困境，但大自然裡，往往從貧瘠土壤裡長出來的植物，不只少了嬌貴，能存活下來的都擁有堅韌的生命力。感謝在龐大的哀傷覆蓋下，仍有上帝憐憫的愛支撐著這一家人，好好撫慰傷痕。

第三章

祝・福

生命的意義從不在於生病與否，
而是珍惜地過日子，勇於説愛、道感謝，
如此生命中的每一天，都是最好的祝福。

病人教導我的事

小小身體傳遞大大的溫暖

有想做的事就要趕快去做，千萬別讓生命留下遺憾；儘管好好地做自己，最好連我這一份都一起努力了。

傍晚去探視一個年紀小我一些的病人黃小珍，她未婚被診斷出胃癌，家中五個姊妹裡她排行老二。這次本來預計入院做第四次化療，因身體虛弱、疼痛而無法如期投藥，巧的是她父親也是胃癌，也正是我收案照顧的病人。

是緣分，但又多了更多無奈，黃媽媽再見我，緊握著我的手問：「老北安捏，囝仔嘛安捏，那ㄟ家歹命，天公伯是要我做蝦咪功課？囝仔若擱留不住，哇是麥安抓？」（爸爸這樣、小孩也這樣，這麼命苦，老天爺是要我做什麼功課？孩子若又留不住，我要怎麼辦？）一聲聲像是在控訴老天爺的不公平，我無言，卻深深理解身為一個母親的害怕與無力。

第一次收案為的是嚴重的腹水，脹得腰痠背痛的小珍個頭小，肚子卻裝著超過兩千毫升的腹水，左看右看都是脹痛。原團隊主治醫師協助抽取腹水，搭配安寧專科醫師調整用藥，雙管齊下希望能幫病人緩一緩坐立難安的不適感受。

重新審視過日子的態度

幾次訪視下來，發現小珍還蠻健談的，聊到對父親生病的記憶，她以一貫輕鬆的態度說：「五個孩子中個性樣子我最像爸爸，脾氣倔像他、臉皮薄像他，只是沒想到，最後連要走的方式都這麼像他。我爸走後，我只要下班都會早一點回去陪媽媽，可是等我走以後，媽媽不知道受不受得了……」接著一聲長長的嘆息，我與她兩個互看後只能苦笑了。

必須很誠懇地向小珍承認，在腫瘤病房及安寧共照期間照顧過這麼多病人，我也不是每件事都能說出個道理來，小珍也點頭表示覺得此刻生命沒有意義，癌症治療佔據生活全部，活著彷彿只為了要繼續治療。

「小珍，所以你覺得生病前的生活是比較有意義的嗎？」

「咦！經你這麼一問好像也沒有耶！以前上班的日子很忙碌，每天都在等下班、等放假，等假期一過完又回到工作的地方繼續抱怨，好像也沒有比較有意義。」

「所以生命的意義其實不在於生病與否，而在於我們過日子的態度而有所不同，是嗎？」

「這件事我也曾經和妹妹討論過，後來我們得到的結論就是：生病，就是為了要改變我原來錯誤的生活態度。」

「哇！那如果可以，我們應該更希望，有機會在生病前，就能理解到什麼是自己合適的生活方式。」

「可是知道是一回事，做到又是一回事。」

的確，小珍的話可以讓我們想想，癌症不只是反應身體生病了，相對也反應出了現實生活狀況中的困境。

先了解病人心意再溝通

小珍認為我說的也沒錯，生病以前她心裡的確藏著很多事，上班工作被同事拗不開心、回家要幫姐妹顧小孩也覺得煩，認為自己單身很倒楣，什麼事都要參一咖。她說：「哪知現在反而懷念起，以前做不怕累的時候了，哈哈哈。」

我解釋著，因為用不對的方式生活著，所以不開心，生病後因為沉靜下來的時間變多了，反而有機會去想，過去讓自己不開心的原因到底是什麼。

「所以就算你是護理師，都專門做癌症和安寧的照顧，也會有找不到生命意義的時候嗎？」小珍繼續發問。

「這是當然的啊！我相信這絕不是我一個人的困境。」

「那希望妳加緊腳步趕快悟透，千萬別步上我的後塵！」

這一次，我們相視發出會心一笑，說真的，小珍的笑容的確給了我很多力量，那是一種有暖流游過心中的感覺。

小珍的狀況反反覆覆、每況愈下，最近一次出院和再入院時間只差了半天的時間，感染、腹水、腹脹、腸阻塞、噁心嘔吐……，身體的衰弱讓她瘦到皮包骨，體重只剩三十多公斤。

這次照會我被賦予很重大的任務，就是要討論後續的照顧方向。首當其衝打擊最大的就是黃媽媽，孩子生病雖然不捨但起碼還在身邊，如今要真正談到協助孩子善終問題，對母親而言就如同要割下心頭的一塊肉那般痛。

想做的事要趕緊完成

解鈴仍須繫鈴人，最後還是決定先找小珍談談，了解她的心意後再進一步和家屬溝通。

「小珍，你看起來有些累，還有力氣跟我聊聊嗎？」

「最近我進出醫院的頻率很頻繁，應該是一個不好的徵兆，我的狀況是不是變差了？」

「看來的確有些令人擔心，眼前的大敵就是白血球和感染指數都居高不下，嚴重的話可能導致敗血性休克。這是一個難關，要闖關的確是需要一些運氣。」

「最壞的結果會是如何？」

「嗯，要當一個告知壞消息的人真的很不容易。」

我們相視無言又只能苦笑。

「所以接下來呢？」

「小珍，我不知道你有沒有試想過，萬一有一天狀況變差了，你要怎麼做呢？」

「最重要當然是不要有痛苦，生病已經太苦，真要說再見那一刻，希望能平靜舒服一點。」

「你的想法很好，所以若需要提早做決定，簽一張意願書來保障自己的善終權，你有想過要怎麼和家人談嗎？」

「還沒，不過這應該是遲早的事，最擔心還是媽媽的反應……」

「是啊，我們可以好好來討論怎麼做可以讓彼此心安，讓彼此內心的擔憂看有沒有機會變成祝福。」

我相信在這段對話中我們都各自理出了對未來的頭緒，小珍相信我能引導母親好好地祝福她，我們也認真答應彼此，盡力完成承諾。

護理的工作這麼多年，病人和家屬給予的教導是最大的收穫。兩天後再去病房調整疼痛控制用藥，小珍突然煞有其事板起臉握著我的手說：「你喔，有想做的事就要趕快去做，千萬別讓生命留下遺憾，我就是一個活生生的例子，連玩樂的時候都不能放輕鬆，你，儘管好好做自己，最好連我這一份都一起努力了。」

扎扎實實感受到從她手心傳遞出的溫暖與力量，此刻，她不只是一個病人，更是我生命裡重要的導師。

阿杏小語

故事裡的對話，幾乎都是在午休時刻進行，我累到腿軟只得窩到小珍的床邊去歇著。在這一段的服務中，一直覺得是小珍帶著我成長，沒有她的鼓勵不會有今日的我，真的好想跟小珍說：「我好想妳，也有連妳的份一起努力喔！」

給祝福，不要怕

一雙暖呼呼的手

病人是七十多歲的可愛老奶奶，不喘時抿嘴笑起來滿是慈祥，我在床邊坐下，奶奶摸著我冰冷手，便用她的手緊緊地包住我的手。

小曼向我說明她的媽媽得到慢性阻塞性肺疾病（CHRONIC OBSTRUCTIVE PULMONARY DISEASE，COPD）已經好多好多年了，也一直都有在胸腔內科固定追蹤。至於罹病的原因，她回想，除了要張羅一大家子的三餐，最可能還是長年吸了父親過多的二手菸。

小曼的父母都是讀書人受過高等教育，爸爸極為權威而媽媽則相對柔軟，爸爸多年前因癌症過世之後，媽媽就一個人住，讓小曼不捨的是，媽媽極少麻煩孩子們，幾乎是獨自完成所有日常瑣碎，能自己來的就儘量全部都包辦。

了解更舒適的安寧照護

病情開始真正影響到日常的作息，約莫是三、四年前，小曼發現媽媽容易累、體力明顯走下坡，走一會兒路就喘，連平時常到菜市場逛逛都力不從心。媽媽不太說，不知是逞強還是沒有覺察，後來是她偶爾回家才發現，於是請了一位照服員來幫忙看前顧後。

直到近半年媽媽的病情就像溜滑梯，變本加厲地蠶食鯨吞身體僅存的老本，連坐著呼吸都是困難，夜間還必須仰賴 BIPAP 呼吸器。嫁到台南的小曼若假日陪媽媽過夜，最害怕半夜母親喘不過來的呼救聲，一點辦法都沒有的她連安撫都感到怯弱，既擔憂母親受苦又恐懼會失去摯愛，天秤兩端都好令人為難。

安寧緩和療護污名化不是一、兩天的事，還是會有民眾因為少接觸、不瞭解，聽見安寧兩字跟見死神是差不多意思。多數醫院都有「照會安寧共同照顧團隊跨科訪視評估」的服務，當病人還在其他科別治療時就能申請。服務內容包括有：疼痛控制、安寧簡介、舒適照顧……等。

多一點了解，就能少一點恐懼。

給予溫暖與祝福

當我還在醫院工作的時候，我很喜歡約家屬來安寧病房走走，在這我們可以安心坐在餐廳或宗教室，不受打擾交流彼此想分享的訊息，這是充滿緊張節奏的一般病房，給不出來的靜謐與安心。

那天我在沙發上穩穩接住小曼的悲傷，她憶起癌末的父親終究是因為喘不過氣，臨終前插管沒能來得及交託未竟事宜。好多年前的事想起來卻像是剛發生的，因此女兒很害怕媽媽也將要走得那麼辛苦。

我輕聲提醒：「善終是可以準備的，安寧團隊每個成員都會盡力安頓病人的身心靈，你們可以安心交託。然而，家屬能持續地陪伴和祝福，這才是病人可以好好善終的良方。」

談完後我拿著加了大西洋雪松、甜橙、薰衣草的精油紗，陪小曼走回病房，希望薰香給病人一個舒服清新的味道。

小曼媽媽是七十多歲的可愛老奶奶，小小個兒，短髮絲絲灰白交錯，不喘時抿嘴笑起來滿是慈祥，我在床邊坐下，奶奶摸我手冰冷，便用她的手緊緊地包住我的手，慢慢地以台語說：「挖尬哩欵手霧厚燒。」（我幫你把手弄暖和。）

「奶～妳送我溫暖，換我送妳平安和滿滿的祝福。」

阿杏小語

只要是菸害，不管一手、二手、三手都是傷己又傷人。談戒菸既討人厭又傷感情，卻不只一次聽到病人或家屬跟我說：「有聽人家說抽菸不好，但不知道菸害的影響竟然這麼恐怖。」是的，菸害的可怕遠遠超乎你我想像，戒掉很剛好。

近鄉情怯

埋下希望的種子

故事究竟到底是從哪裡開始走偏方向的呢？每個人都不想要傷害對方，但到最後不管是大人或是小孩，心都受傷了。

阿梅是家中長女，母親多產，生了四個妹妹和兩個弟弟給她，特別是在三、四〇年代的貧窮家庭裡當長女，生來就是勞碌命，要幫忙打理家裡一切。儘管讀小學的時候，阿梅知道自己算是聰明的，就算每天忙家裡大小事到晚上十二點還不能睡，但只要上課注意聽再複習一下，成績都還是不錯。但在傳統的華人社會裡，女人的價值是無我，務農的父母從不看重阿梅任勞任怨付出，因為父母的童年也是從一睜眼就忙碌到睡前。

阿梅念到小學畢業就無法再繼續升學，原因是母親的身體差要她留在家中照顧弟妹，她還記得自己小六時就要煮飯、洗衣、打掃……，所有事都得默默扛起來，不能夠有任何一句抱怨，不然父親手上的棍子便會狠狠落在身上，已經累了一整天的阿梅根本沒有力氣再反抗。

看不見自我價值

阿梅十六歲時父親就決定送她去學裁縫，讀書不重要，能有一技之長才能幫忙掙錢，將來若要嫁人，這樣的條件夫家也才會歡喜。阿梅一直到出社會還不知道什麼叫「做自己」，在這個家裡依著自己想法過活，彷彿是罪惡，賺錢要拿回家，假日也不能安排自己的活動，阿梅一度不知道這樣的人生意義到底何在。

好不容易在成衣工廠的工作得到主管賞識，阿梅力求表現也得到主管阿明的肯定與注意，年紀相仿的兩人情投意合很快便墜入情網，本以為這應是好事一樁，阿梅終於能有自己的愛情，誰知阿梅的父親竟覺得阿明是北部人不牢靠，就算嫁女兒也要嫁在家附近才好照應。

不管阿明提出任何保證阿梅的爸爸都不為所動，棒打鴛鴦散的戲碼讓阿梅的心成一灘死水，某一晚想乾脆私奔一走了之。阿梅思緒正亂，手裡拿著衣服對著行李箱發呆時被大哥瞧見，居然不分青紅皂白遭追打一頓，責罵她怎不知羞恥，萬一真跟人跑了以後，這個家在眾親友間是多麼丟臉、又該如何立足？在責罵聲中，阿梅看不見自己存在的價值。

故事開始走偏

被禁足家中後，阿梅再也不能去成衣廠工作了。阿明很傷心，但家中長輩也需要有人照顧，所以兩個年輕人只能很悲傷地結束這段感情。阿梅很快地在媒妁之言下嫁給同鄉，一個內向而且不懂得表達的裝潢工人阿坤。結婚頭兩年小夫妻和公婆同住勉強能相處，等孩子生下來家計問題變得沉重，爭吵也愈來愈頻繁，阿坤禁不起回家要面對阿梅的大呼小叫，於是下工後選擇和朋友一起喝酒、打牌聊天，總等到快天亮才勉強提起腳步、不甘願地回家；吵架時阿梅也不甘示弱，拿起廚房裡的瓶罐就砸，阿坤終於受不了，打聽可以當船員跑遠洋的機會，便決定暫時離開這個令人窒息的婚姻，眼不見為淨。

雖然阿坤有按月寄錢回來卻根本入不敷出，不管看病、吃飯或三個孩子要讀書都完全不夠，阿梅只好把自己當成男人用日夜都在趕工，還好一些貴夫人很欣賞阿梅裁縫的好手藝，能靠自己的能力養活家後，阿梅更瞧不起丈夫。阿坤很久才回家一趟，但一回家兩個人就吵，家裡三個女兒也很受不了這樣緊繃的氣氛，失控又沒有溫暖的家形成一種控訴和詛咒。

故事究竟到底是從哪裡開始走偏方向的呢？每個人都是好意，每個人都不想要傷害對方，每個角色都有自己的委屈和無奈想要表達，也都很希望同在屋子的一家人彼此能相親相愛、彼此扶持，成為對方的助力而不是阻力，更重要的是故事中的每個人一開始都有愛，但到最後不管是大人或是小孩，心都受傷了。

公婆覺得娶到壞媳婦，妻子覺得嫁到壞丈夫，丈夫覺得討到壞老婆，孩子覺得父母爭吵煩，父母覺得孩子不懂事……這是怎麼了？明明一開始都不想傷害對方，一天一天累積下來卻只剩下傷害和爭執。阿梅罹患乳癌後回想自己的人生，以無奈的語氣訴說這看不見盼望的一生。

放下才能重獲自由

其實一切都還不晚，阿梅的乳癌診斷還很早期，治療效果也很好。我們對人生失望有很大一部分原因是過度期望，儘管前面的日子很辛苦，但阿梅願意說出心裡的苦水，起碼感受能舒坦一些。

我試著鼓勵阿梅把眼光轉回到自己，重新面對現在的自己，人生的爛帳、代代相傳的「苦毒」（虐待之意）根本清算不完，唯有自己願意先釋放自己的思想，心靈才能重獲自由，接下來的人生才有機會重得盼望重照日頭。在徹徹底底的失望中要再次翻轉一定不容易，但若能以死馬當活馬醫的想法來看待改變，其實能從中得到好處的是自己絕不是別人。

話就說到這，其他的我們還是要尊重阿梅自己的取捨，用不同的角度來檢視過去的人生點滴，的確會有那麼一點點近鄉情怯的恐懼害怕，但若嘗試讓陽光慢慢灑入心靈的陰暗處，埋下希望種子後，很奇妙地，轉變就會成為祝福。

阿杏小語

我們以為愛要吞忍、愛要犧牲，這樣才表示自己懂愛，卻忘記愛在關係中是一種相互的應對，有能力把自己愛的完整，就不會過度期待他人。相處中只要多些覺察和體貼，不論關係親疏都會有收穫，照顧好自己就是建立良好關係的開始。

錯過

一個人也要好好過

若當我最有需要的時候，他們都無法雪中送炭，這時再出現也只是錦上添花罷了。

聽到廣播傳來林慧萍唱的經典情歌〈錯過〉：「縱是百轉千回，無怨無悔，錯過了最美的那朵花蕊，啊！頭也不回。」

這歌，讓我腦子裡又漫出小庭的故事。

不知為何她的記憶只停留在國中，若問起早一點的，便是很糊很破碎的片段。她能想起的就是父母很少見面，一見面就為錢吵架，兄姊都不在家，常常只剩她一個人，而她也很害怕獨自在家，因此從很小她便渴望著「家」以外的溫暖。小庭邊嘆氣邊說她身邊閨密的家庭幾乎也都是這樣，她很不解地想過：還是這一類人比較容易走在一起呢？

得不到家的溫暖

才國小畢業，她就鬼頭鬼腦地去打零工，她很天真的以為只要能幫家裡多掙一點錢，家裡的火藥味就能夠少一點，但事實上並沒有。倒是不再多跟母親拿零用錢，也因此少了些挨罵的機會，所以這些事情曾讓小庭以為錢是這世界上最重要的。

小庭外貌功課都平平，所以在高一念職校的那一年，在補習班打工時認識一個念附中的男孩，這是她生命中最快樂的一段時光。男孩的父母親也離婚了，從小跟著父親住，父親再娶但後母跟男孩不太能好好相處。平心而論，有時這不全然是後母的問題，孩子再如何懂事，也扛不起一整個家的悲慘愁苦。但男孩指責、怪罪都是因為後母的出現，才讓他失去一個溫暖的家，這是男孩當時僅剩的自我保護方式。兩個在家裡得不到溫暖的年輕生命，窩在一起取暖，讓愁苦的心有了安慰。

困在愛情與家庭之間

男孩高三畢業第一志願本來上了北部的學校，但為了想和小庭生活一起，所以選擇台南的國立大學就讀。小庭念的是五專，為了還學貸、拿回家的養家費等沉重的經濟壓力，讓她一畢業就急忙找個了行政助理的工作，小庭知道困住生命的一切並沒有如同她想像的：只要長大獨立後就會好一點。

小庭剛出社會的兩年忙碌於工作，男孩常常責怪她老是工作沒有時間陪他。小庭回想起男孩讀大三、大四的那兩年，是他們吵得最兇的時候，常常因男孩嚷著想去墾丁玩，但多數費用都得由小庭支出。雖然小庭後來也答應了男孩的請求，但不知為何後來每次出遊都是爭吵收場。

男孩後來當兵去了澎湖，那兩年反而是小庭和他最好的時候，單單靠書信還有電話連絡，感情回到最單純的互相支持和喜愛。小庭在信上靜靜寫著自己的窘境：面臨著母親叨念家裡各種的費用不足，以及父母親永無止息的爭吵，小庭真的不明白，這樣吵鬧的婚姻為何還不結束呢？

男孩也不時傳來滿紙的溫度安慰她。

意外接連找上門

男孩退伍後順利找到一個在連鎖美髮業當行銷企劃的工作，這時小庭身邊已經有一點點存款，很希望能跟男孩結婚，一來可以脫離原生家庭的勒索，再來也很渴望有一個自己親手建立的家。這件事男孩不知道是不是因為剛剛退伍，所以面對小庭的試探，他總是故意忽略。事情的引爆點是來自小庭不小心懷孕，男孩卻希望先別生下來，理由是兩個人都太年輕。

去醫院墮胎的時候，小庭意外發現自己罹患乳癌，本以為是懷孕的賀爾蒙變化才引起胸部的硬塊，誰知竟是惡性腫瘤。男孩本來偶爾會來病床邊探視，但隨著住院治療的次數頻繁，後來就漸漸很少出現，小庭很明白不能再勉強下去，於是主動提出分手成全男孩想自由的心。

後來治療的效果一直不是太好，小庭的態度不冷不熱，不抗拒也不特別配合。病床邊常常是自己一個人，面對醫護人員的關心，她一貫都是冷冷地禮貌回應。父母兄姊很少來，若來了也是被她請回去。印象深刻的是小庭說：「若當我最有需要的時候，他們都無法雪中送炭了，這時再出現也只是錦上添花罷了。」

在小庭的眼神裡我看不到盼望。

好好過最後的日子

某一次的化療結束後，我就再也沒看過小庭了，當時因著安寧共照師的身分，照會我去幫她做一些簡單的舒適照顧，當我到病床邊她不願意說話的時候，我就會問她：「可以幫妳做一下腳部的按摩嗎？」

她特別喜歡薰衣草精油的味道，若剛好氣氛也對，她也願意聊聊自己。我們常笑著說：「我們怎麼會有那麼多共通點啊？」

因著我們彼此的生命故事經驗有些重疊，年齡上我虛長她幾歲，她總是喚我春杏姊。那天出院，我還提醒她一定要跟我保持連絡，她也笑著說好，怎知，後來就因此錯過了，我再也沒有她的消息，卻一直時不時地想念著她……。

這讓我想起杏林子的一段名言：「曾經相遇，曾經相愛，曾經在彼此的生命光照，就記取那份美好，那份甜蜜。雖然無緣，也是無憾。除了愛，我一無所有。」

「小庭，妳好嗎？沒見到妳的時候，我還記得妳曾經跟我的約定，日子就算只剩自己一個人也要好好的過。」

阿杏小語

很多事錯過就是一輩子了，只能不斷地往前走，遺憾的味道在心裡要釀成酸、甜、苦或辣，配方都是自己可以調整的。我們雖然錯過，卻也不斷迎來生命中不同的美好，只要相信前方有更精采的風景，遺憾就能成為前進的動力。

為何如此想妳

對知己道聲謝謝

這輩子要有一個不明說、就能洞悉我心的朋友，真的很不容易。

什麼都能說、什麼都能聊，什麼難堪都不怕在彼此面前掏出來，還能將所有秘密都緊緊地守住，重要的是我們有無比好的默契、都有血腫病房的背景、看似堅強其實軟弱的要命；我們照顧病人聽著他們的故事，我們都想幫他們做的更多更多，因為我們都說沒生病是好運，所以更要存好心。我們有這些共鳴真的很不容易，有時討論病人的事情聊到放不下電話，都覺得彼此很像神經病，但我們惺惺相惜、相見恨晚。

想念真心相待的妳

我們算是同梯，僅早我一個月分發到單位的妳，協助帶領我時卻沉穩又有條理；貼心的妳在我受訓期間對我照顧有加，任何新人應該要知道的雞毛蒜皮小事，妳都會小心翼翼地叮嚀我；不管是人際關係或應對工作上大大小小的注意事項，尤其是妳自己吃過的虧，妳更是會再三提醒我：千萬別誤碰地雷區。在我當新人時最忐忑的陌生階段，妳像一顆定心丸穩穩安住我的心。

即使後來我們隸屬不同單位，一南一北還是很要好的我們，常常講到手機都發燒了。我們想法不同、頻率不同、基調不同，我們即使一邊吵著還是硬要聊，我後來都沒有再遇過這樣的人了。舉凡跟我討論過事情的，應該都覺得阿杏很嚴肅超難搞，只有妳說我只剩下架勢可以唬人而已，才沒在理我的，妳很好膽，真的只有妳敢這樣說我，我怎麼會這麼想念老是白我眼的妳啊？

腰痛後遺症求醫未果

後來有一陣子妳跟我說以前搬病人的後遺症害慘妳了，腰痛四處求醫好幾個月都沒好，最後一個骨科醫師還告訴妳，搞不好要穿著背架上班，愛漂亮的妳為了這件事還打電話跟我抱怨很久，誰知後來詳細檢查出來居然是多處骨轉移，妳很可惡居然打電話來開玩笑說：「欸，我居然中大獎了，會有一大筆錢可以進戶頭。」

「什麼大獎啦？不要嚇我！」

「檢查報告出來了，就骨頭痠痛原來是癌細胞引起骨轉移，而且骨頭還是滿天星耶！」

「幹嘛隨便開這種玩笑！」

「是真的啦！不是玩笑，我總算可以選一頂厲害又美美的假髮來戴了。」

「妳到底是在說什麼啦？這樣不好玩。」

「人又還沒死妳在難過個屁啊！記得以後電話不准關機，我隨時找妳都要找得到。」

見鬼，妳根本不是個電話控，妳從來不會為了自己的事情亂吵我，會這樣說是因為妳也怕了。

想起那個下午接電話的心情，此時心頭還是很酸、很緊、很痛，我記得自己是一邊聽電話一邊手抖「皮皮剉」，在內心不斷地自問自答：「妳怎麼可以這樣對我啦！即使我是個有腫瘤和安寧的資深護理師，但這通壞消息的電話，還是會完完全全把我給嚇傻，明明早就過了愚人節，明明妳還小我三歲，妳幹嘛還要這樣弄我？這樣鬧沒有比較爽啊！如果妳要看我哭到像阿花，妳已經達到目的了，可以喊暫停了嗎？」

體會當病人的心情

之後，妳如常上班、如常治療，我問妳為什麼不乾脆請病假好好休息，妳說停下來反而慌，其實我很懂這心情。我們曾經聊過在血腫科當護理師，看起來好像是我們在幫忙病人跟家屬，但這份工作真正的價值卻是救贖到我們自己，透過病人的故事，我們知道自己遇到的挫折根本不算什麼，照顧病人看似辛苦，但我們都知道從中獲得更多的是自己，所以妳還安慰我說：「啊！總算可以真正體會當病人的心情了，我會好好加油的！醫療專業人員生病的宿命就是：一看到檢查報告就知道盡頭在哪裡，我們比別人更知道如何不浪費時間。」之後有一度，我很怕聽到妳瘦了、轉移了、或治療效果不好等消息，我從來不知道我竟是這樣大隻的膽小鬼。

從知道壞消息的那天開始，我腦海中就不由自主地飄過一百種可能跟妳道別的方式，卻永遠料想不到當這一刻真正來臨的時候，我會緊張到連話都說不好，我不知道自己可以做些什麼幫助妳，但我知道我有很多謝謝一定要告訴妳：

謝謝妳給過我無數暖暖的支持和陪伴
謝謝妳到我生命做我好友分享苦與樂
曾經加入另一個病友的鐵三角打氣團
如今像浮雲飄散只剩我一隻形單影隻
我會把妳們倆的熱情放到心房保溫瓶
就當妳們出國遠行來日我們終究再見

可以悲傷可以落淚可以想念可以微笑
在未來思念妳們的每秒每分每刻每天
總有一天我們一定會在天上再相見的

感謝妳在血壓不穩的時候沒急著上末車班，妳一定知道我會趕得及到北部來見妳，給我一個機會幫妳做口腔清潔和水腫按摩。看護說妳都會咬住海棉牙刷不給她清，還好輪到我做，妳有乖乖聽我話，朋友不是當假的。我在妳耳邊小小聲地道別、給予祝福，盼妳平安無痛畢業，我知道妳都默默收下了。

人生在世，生離死別，有愛當珍惜，好好活在當下，好好對待身邊知己。

第四章

重・量

●●●●●●

生命中所承受的種種遺憾、未解的難關，
都是要讓我們學著去體會，
學習重新愛回自己。

白白受苦

曾有過轉圜的餘地

雖是夫妻，我已經沒有多餘的力氣撐起他了，
丈夫是我自己選的，怪不了別人。

追《我們與惡的距離》到第三集，正好看到一句台詞很有感覺，腦子突然冒出了一個故事。即使到現在我經過那夜市時，還是很想進去看看，想知道陳太的生意做得好不好。丈夫走後，她要獨自一人靠著黑輪攤養大三個小孩，這女人從嫁人後就沒有一刻好命的。

錯過治療的時機

我認識這對夫妻的時候，才四十出頭的丈夫已經是大腸癌末期，健保如此普及的現今，他卻從來沒有治療過，病人做出這樣的選擇，令人覺得不可思議。

到病床探視陳先生的時候，他表情淡漠不說一句話，即使是要幫忙調整他的疼痛來控制用藥，他依舊惜字如金，能點頭搖頭絕不開口說話，我觀察站在一旁的陳太，表情也相當無奈，索性還是先幫忙病人按摩一下水腫的下肢，希望能藉此建立些信任感。

我倒不在意病人和家屬的禮數周不周到，我更想知道的是，病人明明兩年前因排便出血問題，在市立醫院檢查出來大腸癌初期，為何放棄這絕佳的治療時機呢？

住院期間大多時候只有陳先生自己一人，後來才知道陳太一早要忙攤車的備料，下午要準備從左營開車到小港去做生意，一直忙到晚上十一點才會回到家。

家中三個女孩分別念高中、國中、小一，大的顧小的，沒有吵爸媽，乖巧又懂事。但既然生活如此困頓為何又生了老三？所有的問號百思不得其解，除非遇到陳太本人，否則很難解我心中疑惑。

經濟困難而忽視病情

好不容易在某天的中午，陳太匆忙跑來送餐時總算遇上了，知道她時間分秒必爭，我也不敢多耽誤，趕緊約了她休市的時間打算用電話聊，爾後，才知道她和先生是高中同學班對，等先生退伍後有了小孩就結婚。

陳先生也是個有夢想的人，總想好好做個小生意賺錢養活一家人，但做生意也是有風險，哪能天天都有大鈔入帳？有時下雨、有時生病、有時沒客人、有時貨料漲價……各式各樣原因，最慘是一天進帳根本不到兩百元，生意差時連攤租水電都付不起，更遑論是養兩個小孩。

身為家中老么，陳先生不順遂的這幾年也曾回家討過幾次救兵，但父母的經濟也不寬裕，尤其手足一個有精神疾病，一個失去聯絡，陳太怎敢再回去麻煩兩位老人家。於是手頭轉不過來的時候，轉而借信用卡款和地下錢莊，債滾債不到一年就欠下兩、三百萬的債務了。就在非常時刻陳太居然發現自己又懷了老三，本來意志堅定想拿掉小孩，但先生一句：「小生命是無辜的。」孩子還是好好地生了下來。

陳太語氣有些埋怨地說：「他喔，從年輕開始就只負責講夢想，卻從不好好實現夢想，一遇到挫折就軟弱下來，吵到後來我都懶得講他了，吵架的時間我拿來賺錢比較實在。」

陳太提到先生生病也是這樣，醫生說明大腸癌可以先開刀治療，再評估後續需不需要化療，他卻像個縮頭烏龜一樣，躲回家中沮喪。

她繼續說：「雖是夫妻，我已經沒有多餘的力氣撐起他了，這幾年他只是不斷地講喪氣話，其他時間都是我一個人在撐，丈夫是我自己選的，怪不了別人。」

不要放棄求助

陳太不是不明白先生不得志的軟弱，她從來也是一心一意跟著奮力拚搏，希望有天老天爺能看見他們夫妻的努力，化逆境為順境。

但就從丈夫診斷出來大腸癌初期，生意不但少了一個幫手，丈夫還根本講不聽，說要用自己的意志力跟飲食療法來對抗癌症，這根本是無稽之談。她也明白先生害怕住院要多花錢，才會說傻話，但陳太已經束手無策，真心覺得被錢逼到快窒息的人，連生活的基本尊嚴都是奢侈。

第一次入院病人仍拒絕治療，等相隔兩個月再次入院時，肛門已有一個非常大的潰瘍腫瘤傷口了。因為債務關係，這時陳太也和丈夫辦好離婚了，避免拖累到家人。病人始終如一地保持沉默，直到他失去意識為止，沒有進安寧病房也沒有選擇急救，最後病人闔上眼時只有看護陪伴。

對我來說這是個好沈重的故事，我難過的是，這悲傷的故事曾有過轉圜的餘地。

決定將他寫下來，是想告訴大家，當家中有人生重病卻有經濟難關，別忘記醫院有社工室，社會上也有許多非營利組織，像是「家庭照顧者關懷協會」、「癌症希望基金會」、「家扶基金會」等，都有專業的社工可以協助評估及轉介，幫辛苦的家庭爭取到最即時的協助。

所以，千萬不要輕易放棄！人生光是能抓住一點點樂觀的盼望，就有可能帶來不一樣的希望！

阿杏小語

故事的結局曾有機會不這麼哀傷，因為在醫療體制健全的台灣，只要願意開口求助，都會有人幫忙想辦法。丈夫的執拗一直折磨著陳太，還好最後她還是勇敢做出選擇。身為配偶，若無法改變另一半固執的想法，適度周全自己是很重要的。

只剩老伴

用撫觸傳遞愛的溫度

長照是漫長歲月堆疊出來的心路歷程，每家都很像，但每家故事一定都不一樣。

某天和社工一起進一樓透天厝屋內探視，迎我們進屋的主要照顧者是已經高齡七十多歲的妻子。映入眼簾的是一張單人床，一張電動病床，沒有裝冷氣，放了三架大小不同的電風扇，牆上還貼著幾張靜思語，屋內整理得井然有序。

剛走進去時還不覺得悶，當開始動作起來，就覺得身體有些熱了，看著睡在氣墊床上的爺爺，我想他應該也是。

奶奶很客氣地說他們不習慣吹冷氣，都吹電風扇。我其實還算耐熱，比較擔心的是，長輩隨著年紀增長，感覺神經慢慢退化，大腦中樞調節能力也變差，尤其是終日臥床時間變多，若又需要用大量枕頭來支撐身體擺放位子，就會在皮膚悶熱和舒適臥姿之間形成兩難。

讓家屬體會舒適照顧

爺爺的關節和皮膚摸起來有些僵硬，奶奶臉上疲憊的神情也藏不太住。不過今天來的目的就是要先帶著奶奶體會輕鬆的舒適照顧，希望學會以後，可以多少減輕一些照顧負擔。我慣例拿出橄欖油、蘆薈凝膠，搭配上開水、紗布、棉棒就是很棒的清潔保養用品。從頭皮到鼻腔、嘴唇到牙齦、舌頭到黏膜、上肢到下肢、趾甲到腳底、會陰到鼠蹊、臀部到肛門，皮屑厚的地方，就先濕敷軟化，皮屑薄的地方就直接用橄欖油沾紗布環狀按摩輕柔去除。包含每週一、三、五的洗澡，還有平日的擦澡，橄欖油都是非常容易取得又方便的清潔保養用品。

早年的示範我都是直接在病人的身上操作，讓家屬在一旁觀看學習。現在，除了同樣做法，我也喜歡在家屬身上示範，一來讓家屬感受我的力道，再來也帶著家屬去體會緩慢的動作，間接帶給身體的放鬆和舒適。

撫觸肌膚舒緩心理壓力

照顧是日復一日的工作，照顧者的心情隨著受照顧對象的狀況每況愈下，身心所承受的壓力折騰，不是外人可以想像的。加上這時期的子女，也為了三餐與家計，在外忙碌奔波著。奶奶自己是從年輕時苦過來的，非常能體會，以致於照顧上體力的消耗和心情疲憊從不說出口，她對子女也從來都是報喜不報憂。

這一兩個月，奶奶發現爺爺退化得有些快，本來問話還能簡單回應，但不知從何時開始，爺爺連回應都變的困難了，奶奶有些心慌，不知該如何是好，有時情緒一上來，忍不住要拍打爺爺的身體，問著：「為什麼你都不說話，你到底是怎麼了？」話說到這裡，奶奶忍不住哭了，總覺得那哭泣的背後含有太多情緒，有不捨、有委屈、以及更多的害怕……。

長照走到這一步，不會不曉得最後的結局為何，只是一步步慢慢愈來愈靠近時，內心的壓力還是容易潰堤。如何轉換這樣的心理壓力呢？可以藉由簡易的舒適照顧來調節，時間充分可以分階段學，時間若有限只要十分鐘也能看到基本的效果。無論如何，只要是貼近肌膚的清潔、撫觸、按壓，都是情感交流的一部分。

愛不只是語言，愛也是一種觸摸、一種溫度、一種祝福。

服務結束，我和社工討論了一下接下來可能的照顧安排，期待奶奶能在更多長照和醫療資源介入後，得到些許喘息。也在婉轉的互動應答中，得知奶奶是捨不得子女多花錢，才拒絕裝冷氣，我提醒奶奶如何權衡其中輕重，畢竟爺爺現在的皮膚狀況真的不太好，這件事可以再想一想，不要那麼快否決。

送我們出門時候，奶奶的笑容中還是含著淚水。長照者經由漫長歲月堆疊出來的心路歷程，或許都很像，但每家的故事一定都不一樣，最後是否善終、是否心安，我們看重過程更甚結局。

阿杏小語

就算只有十分鐘的閒，每個人只要在這十分鐘裡，盡自己一份小小心意來善待他人，這社會就有機會變得愈來愈可愛，愈來愈溫暖。

渴望

學著讓愛充滿心中

那天下午她悲傷地哭濕了一整包面紙，彷彿陽光也暖不了渴望能被疼惜的心。

要認真哭起來，眼淚容量應該可以累積成好幾杯超大容量的檸檬綠。因為工作的關係仔細回想，人生中見過的哭臉遠比笑臉來得多很多很多，相較於藏在雙眼下的哀傷無助，能自由自在、無拘無束、開懷暢快地大笑，真的很幸福。不論是笑容還是悲傷的記憶，都深埋在大腦的海馬迴與杏仁核，臨終前都將化作個人獨秀的人生劇場，一幕一幕像跑馬燈似的，在恍惚彌留之際扎扎實實地重播一回。

曾經快樂的回不來，哀傷的抹不去，於是好像終於也懂得佛說的「當下」，當下一念足即富有，當下一念乏即貧窮，生命就是在這些意念間不停體驗轉化，淬煉出自成一格的綻放花朵，花開花謝輪迴於六道之間。

通常想來參觀安寧病房的病人和家屬，交誼廳和宗教室是很適合交談的地方，我習慣先奉上一杯溫水，讓前來緊張的人可以潤潤喉，衛生紙、面紙則就近待著，靜候需要時出場，打翻水、擦眼淚、拭手汗都好用。

成年後回來愛自己

回到故事背景，癌末的是父親、中風的是妹妹、出錢的是母親，一家四口有三個人都需要長期照顧，印象深刻的是病人的大女兒阿琴，才與我初次見面，談起童年與母親相處的情景竟淚流滿面；嚴格又情緒化的母親易爆怒、易猜疑，容不下家裡有第二意見，她回憶這一生未見母親因她有過笑容。

近年來，因為家人的照顧問題頻頻與母親發生爭執，終究得不到母親的理解後，她選擇暫時避不見面，怎麼都沒料到八十多歲老母親居然拿藤條坐計程車，到阿琴家要教訓已經年過半百的她，談到這她哭得更傷心了。她說直到嫁作人婦，感受到夫家的家人間相處氣氛融洽、時常互相幫忙，完全顛覆她對家的認知，原來家人是可以互助而非互扯後腿。

是啊！家庭本來就有百百種樣貌，我們若無力抗衡、無力保護幼小的自己，那能不能在成年之後好好地愛一回自己？

那天下午，她悲傷地哭濕了一整包面紙，彷彿再炙熱的陽光也暖不了渴望能被疼惜的心，失去的愛如覆水難收，但我們可以自己把愛裝滿。

阿杏小語

當還是孩子的時候，就得不斷面對父母的情緒勒索，讓成長這件事變得非常辛苦。父母也有其可憐之處，他們不是不愛你，而是不曉得如何正確給愛，正如同他們的兒時也未曾被好好呵護過。渴望不來不勉強，如何在成年後學習重新愛回自己，這才是重點。

可以固定時間來嗎？

多聽少說的溫柔陪伴

人生哪，沒有遇過的事情千萬別說我也懂，即便苦難是化了妝的祝福也要當事人體會。

從鼓山這裡出發，要騎五十分鐘才會到的老舊國宅，因每棟房子外觀都長得很像，第二次服務時還差點找不到地方。對於這戶住家的第一印象，是門口擺放著雜亂無章、卻發得綠意盎然的盆栽，跟屋內的陰暗霉味有著強烈對比，一入門就感受到氣味和髒亂帶來的壓迫感。

眼見之處全堆滿雜物只留下可步行的通道，牆壁四周長滿一塊塊大小不一的壁癌，斑駁脫落的屋角掛滿蜘蛛多年來的織網作品，因格局的關係，戶外溫暖的陽光無法透進屋內，並不覺得恐怖或噁心，只是心疼住在屋裡的人。

長期照顧者的掙扎

平日就只有母子兩人相依為命生活在一起，但其實黃奶奶還有三個兒子也住在同縣市，只是平日大家都是各忙各的，來往並不密切，只剩沒有結婚也沒有工作的小兒子同住照顧。

奶奶失智前身體狀況和自理功能都還不錯，但自三、四年前兒子發現奶奶老忘東忘西，出門常常忘記帶鑰匙，回家又常常找不到路，家人以為這只是一般的老化症狀而已，直到後來連去買菜都忘了該怎麼回家，小兒子帶奶奶就醫才發現得了失智症。

診斷出來後家人更不敢讓奶奶自己出門，待在家裡的時間變長又沒有任何活動安排，奶奶的狀況退化得很快，好像不到半年的時間奶奶就幾乎全臥床，家人討論後決定由失業的小兒子來照顧，至於照顧支出與日常費用由彼此平均分攤。因為黃奶奶發病的時候已經八十多歲了，兒子認為這樣的情況應該也撐不了多久，沒想到一年一年地過居然也快要五年了。

兒子申請長照居家服務來幫忙身體照顧事宜，因插著鼻胃管、尿管，所以也會有居家護理師來換管，雖偶有幾次因呼吸道或泌尿道感染送醫住院，經過抗生素治療後也平平安安出院回家，只是每次奶奶不舒服時兒子們都很掙扎還要不要送醫，因為不知道這會不會是最後一次。

溫柔陪伴無需太多言語

這樣的心理壓力需要清楚的衛教來做支撐，讓家屬明白慢慢老衰可能會出現哪些症狀，究竟何時才不需送醫讓長輩在家平安善終。看見小兒子雜亂地在筆記本寫下注意事項，令人不捨地思考他的老後有誰會來照顧？後來因長照專員說還有足部護理可以申請，總算解決老花的小兒子無法幫老人家剪趾甲，只好任由奶奶雙腳蓋滿皮屑趾甲增厚過長。

今天完成了長照核定足部護理服務第四次，小兒子靦腆地問我：「可以固定時間來嗎？」

政策面的服務就是要照著政府的規定來走，家屬可以提出申請但能不能核定要照規矩來。小兒子說從沒想過自己會成為長期照顧者，這幾年深居簡出的日子身邊漸漸沒了朋友，生活只繞著「照顧好媽媽」這件事情在打轉。

一開始四個兒子大家都願意分攤出錢出力，但時間拖太久家家都有各自的辛苦難以周全，或是因為責任分不平導致手足感情的質變。小兒子很多苦說不出口，也不知道能找誰說找誰聽，還好養了一隻老狗在身邊陪伴著不無聊。

與小兒子聊天時我突然有很深的感觸——人生哪，沒有遇過的事情千萬別說我也懂，即便苦難是化了妝的祝福也要當事人體會。萬萬別覺得我就是好意，才會給人提點建議和想法，沒有經過學習思考的溝通，有時比利刃刺心還要疼痛。若想要給予有溫度的陪伴其實話不用太多，通常一句就很夠力，否則多說也只是自我感覺良好而已。

我們可以提醒對方有哪些能幫忙做到的事，一旦需要千萬就別再客氣，讓對方能安心地傾心吐意，等培養足夠的信任感後再深聊也來得及。

阿杏小語

嘴巴的功能很神奇，一句話說好說壞，結果會完全不同。特別是有信仰的人，更要好好學習溝通和說話的技巧，否則隨性出口也很容易砸了自己信仰的招牌。最好的陪伴就是要多傾聽、少說話，再寶貴的意見都不急著一下子說出口。

很多時候默默傾聽，比任何一句話還管用。

女兒的笑容變成媽媽的痛

至親至愛的困難選擇題

母親還是放不下小亞打算把她接回家，竟遇上連續的瘋狂大雨，老天爺，想問祢，究竟還要經過多少考驗，我們才不會繼續哭泣？

以前悶的時候很需要找人聊聊，現在不曉得是因為年紀的關係還是歷練不同，遇到難受的事情，反而很需要靜一靜。一靜下來病人的故事就湧上心頭，接著，便想要把它記錄下來。這些年，病人的故事總是陪著我度過最低潮的時候。

三十歲時的我在幹嘛呢？是一個孩子的媽，努力工作嘗試扮演好生活中的多重角色，從單身跨入婚姻又當了母親，經歷人生中很多有趣的變化。但小亞的三十歲呢？是一個小公司的行政美編，同事自己開業當老闆挖角她相挺幫忙，所有大小事物都要一手包辦，還包括吃定小亞努力不多話的堅忍性格，連續積欠她好幾個月的薪水，只說等公司穩定成長就會好好彌補她。

是啊！情義最好用也最薄弱，現實的殘酷就在於嘴巴說的情意從來經不起考驗。

黯淡無光的三十歲

七月初小亞跟主管一起去大陸業務考察，結果不知什麼原因第二天的餐桌上，小亞突然雙眼上吊、牙關緊閉、四肢僵直，緊急送醫做核磁共振，結果是：基底動脈阻塞。老闆速速連絡她家人，還不忘提醒對方要準備好高額的醫療費和返台專機費用，期間，沒有任何一句關心員工以及家人是否有準備上的困難，冷漠的態度令人咋舌。

來到急診的小亞昏迷指數呈現：E1VEM2（睜眼反應：對刺激無反應；說話反應：氣管插管無法正常發聲；運動反應：對疼痛有伸展僵直），電腦斷層報告出來是：顱內出血（ICH），必須緊急安置加護病房觀察及治療。病況雖有度過危險期，也順利拔掉氣管內管，但小亞終究沒有醒。

在應該發光發熱的三十歲這一年，小亞成了必須接受長期照顧的一員。

真正嚴峻的考驗是從出院準備開始，首先家屬就得面臨選擇接回家照顧還是安置機構。通常一般住家的設計很少會做成無障礙設施，若要安置機構又擔心年輕的她會經歷不必要的騷擾，就這樣來來回回地討論和尋找。

最終母親還是放不下小亞打算把她接回家，但輔具準備和居家環境大整頓皆是不順，又遇上高雄某陣子連續的瘋狂大雨，小亞的母親不禁對天吶喊：「老天爺，想問祢，究竟還要經過多少考驗，我們才不會繼續哭泣呢？」

殘酷的醫療費用

小亞來自一個家境普通氣氛和樂的小家庭，是爸媽眼中的乖女兒，也是弟妹尊重的好姊姊，太幸福的日子總讓人感覺有些惶惶不安。弟妹都還在外地就學中，從事勞動工作的爸媽只要再辛苦拚一、兩年就可以輕鬆，沒想到風暴就降在人生美好的願景前。

命運的安排總是超乎想像，來得又急又快，傷心只能抒發情緒。現實的殘酷在每三天付一次六千六百元看護費的時候，提醒著你要趕快想辦法，因為沒有錢，什麼安排都不成事。

我問過我家老爺這問題，若小亞是我們女兒該怎麼辦？老爺說：「面對至親至愛，所有選擇都是困難。」

我同意。此時在我腦海中浮起曾經聽過的故事，排除大富大貴，通則幾乎都是擁有完整的私人保險規劃，才能為風暴中的家庭，爭取一些喘息的機會。

錢不是萬能，但沒有錢就是萬萬不能，瞬間這話變得一點也不俗氣了。

小亞媽媽頭上白髮多了好多，面容憔悴吃不下睡不好，我答應她出院之後，若有照顧上的問題找不到人問，我願意做支援部隊。她向我道聲感謝，我同時也請她答應我，好好照顧自己身體。

她說：「春杏，為什麼現在我只要看到小亞以前充滿笑容的照片，我的心就好痛，為什麼要讓這個好女孩承受這一切，你教教我該怎麼做才能放下、才能甘願啊？」媽媽在電話那一頭哭慘了，我在這一頭也聽得心也好酸。

小亞媽媽對不起，此刻，我暫時沒有答案。

阿杏小語

即便整整寫了一篇，還是寫不出母親眼睜睜看著女兒受苦的椎心之痛。突發事件檢驗著家人間扶持的能量充足與否，而關係如同骨牌，當一個人愁苦時，也會壓倒另一個；當一個人喜樂時，也會影響另一個。

生命裡總是有許多曲折的選擇題，試著面對後，或許就有不同的答案。

第五章

原・諒

痛苦可能來自父母、伴侶，或是自己，
但我們可以選擇不要帶著傷痕，
繼續生活。

用心良苦

淚水中綻放微笑

母親終於願意笑開那麼一點點，就算是一下下的笑容我也開心，就算兒子的病再也不能好起來，也希望她不要對整個世界失望。

甲溝炎，很多病人形容像標靶治療後引起的酷刑，服務這病人是一位不到四十男性病患，咳嗽好長一段時間怎麼檢查不出病因，直到後來嚴重頭痛才轉診來到大醫院，經一連串詳細檢查確診是肺癌腦轉移。

一路辛苦地走來

還記得，這是在休假前一天收到的照會單，病人正為了標靶治療後，所引起的甲溝炎和腹瀉導致的紅臀困擾著。病人個頭不小，身高足足一米八，因腦轉移的緣故全身癱軟在床上，多數時間都處在人、時、地模糊狀態，翻身擺位全靠移工和母親的協助。

那一天，身型瘦小的母親提著哭啞的嗓子娓娓道來，說這孩子乖又貼心，賺的錢都拿來幫忙養家，工作上的盡力盡心同事都知道，就算病了一年多完全不能上工，老闆也不介意還幫忙繳勞健保。

母親邊哭邊說孩子這一路來的辛苦，即使賣房花老本她也不覺可惜，畢竟能證明母愛的時間不多了，所以她完全不怕自己的身體會累垮，只怕孩子病情慢慢惡化，再也不呼吸。

母親想起自己常常提醒孩子要多做好事，先前卻已經送走好幾個罹癌的親手足，這幾年先生又因為心臟病而離開她，她開始恨老天爺怎麼會不懂得要疼惜苦命人？兒子罹癌早不是人生頭一遭的困難，只是再拚命治療也躲不過死神追趕，她為此感到心酸，因為不知道苦一輩子的意義在哪，到頭來人生只賺到疲累和痛苦。

她常從後驛捷運站要坐回岡山，聽廣播高雄車站到了才知又恍神搭錯方向。

還有一些希望

日日煩，睡不著時總不斷自己問自己：「人生怎麼這麼苦？我上輩子是做了多少壞事才要受這麼多折磨？下輩子可不可以不要再來當人？早知別離苦就不要結婚，出家當尼姑好了。」

我連一個答案也擠不出來，只能靜靜聽著她邊哭邊說，手心不小心接住她的淚水，熱熱的溫度我卻感到寒意，有時我也脆弱到只能陪伴，因為我知道說太多都沒意義，等她不哭了，我才能教她怎麼開始照顧傷口，只要能讓寶貝兒子舒服多一點，媽媽再累也願意去學的。

首先是在結痂流血又流膿的趾縫處，先用生理食鹽水紗布濕敷軟化，再用ENT棉棒沾殺菌藥水消毒，輕柔、慢慢地將結痂的舊血漬去除，再上殺菌軟膏填滿發炎趾縫處，先蓋石蠟紗布再用乾紗覆蓋好。

受傷趾頭一層一層都不能忽略，這樣的步驟我們嘗試了幾天，果然甲溝炎真有開始慢慢收口。

母親終於願意笑開那麼一點點，就算是一下下的笑容我也開心，我好想讓她能明白我陪伴的用意，就算兒子的病再也不能好起來，也希望她不要對整個世界失望。

出院後的連假那幾天接到好多通病人母親的來電，她很擔心自己的換藥技巧不好，也想知道選安寧會不會對孩子太殘忍，所幸大部分的時間我只需要聽，多數問題在她的自問自答中有了解答。

最後一次通電話的時候聊到安寧居家，母親終於決定讓安寧陪兒子最後一程。說完再見後，她還小聲說了一句她很愛我，接著就立刻掛掉電話了，也不確定是不是我聽錯。

其實這母親的用心良苦，寫出來的還不及真實的萬分之一。

阿杏小語

嚴重的甲溝炎，是一種會讓人忍不住發出重音節的痛，尤其強烈疼痛的時候若沒有好好被照護妥當，病人和家屬身心都會處在相當煎熬的狀態。當白髮人照顧黑髮人，讓母親面對孩子時，內心永遠藏著無止境的自責，而愛的難題我也只能用溫暖去解了。

願意與命運和解，心口的傷痕也能癒合得快一些。

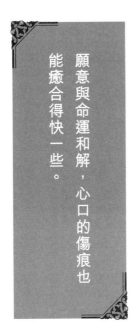

願祝福降臨到妳身上

為自己而活

生命的苦，除了得不到別人的肯定之外，
還有很大的一塊是，自己也沒有辦法肯定自己。

有印象以來，阿秀從來沒有得到父母的肯定過，也因著是家中最長的女兒，注定要承擔一家子的責任，照顧弟妹、幫忙家務、分擔經濟壓力，所見所行都沒有一件是好差事。

即使從孩提時就奔波在家務與課業之間，聰明如她要取得好成績也並非難事，只是就算是成績好，也不得父母的疼惜，這才是阿秀心裡苦的根源，她完全不清楚為何父母親總是憤怒著、悲情著，總是愁苦不開心，貧窮讓整個家庭長年處在灰色的烏煙瘴氣中，有好幾次阿秀都搞不清楚自己挨棍子的原因。

滿滿委屈終於爆發

直到大學半工半讀順利畢業，阿秀為自己取得一份好工作，有了薪水更是理所當然都奉獻給原生家庭。回憶起這件事，她表情無奈地說著：「這個家好像給再多都不夠用……」

印象中，直到生病倒下前，她就是不停不停地忙碌、付出著，為娘家、為夫家，為自己組的小家庭、為學生、為對外想幫助的每一個人，就是沒有聽到阿秀為自己做點了什麼。直到病入膏肓已經要面臨到生命的末期，阿秀仍無法理解，為什麼這一輩子付出這麼多的自己，還不到退休的年紀竟然就要邁向人生的倒數計時？

阿秀有滿滿的情緒壓在胸口，對外人還是保持體貼，對自家人就完全釋放怒氣，她不是不知道先生對她的好，她更清楚女兒從外地趕回來，就是要幫忙照顧她。她卻像一隻防備心極重的刺蝟，只看見自己的悲哀，看不見家人對她的用心與付出，即使病後也不斷猜忌：覺得先生一定怕被拖累、覺得女兒一定很嫌棄，覺得大家一定都在看笑話。

沒有任何道理可循，只是一昧逕自地猜測，不理會先生、女兒對她的付出。情緒像滿杯的水，一搖晃就恣意灘流，阿秀兒時受的苦，在人生的終站一次大爆發。

自己走出一條道路來

愛再深，也經不起高磅數的壓力搥拚命敲打，先生女兒怎麼做都不對，先生女兒怎麼做都被嫌，先生女兒已經累到快要崩潰，輾轉才轉介給阿杏做自費服務，幫忙居家的舒適照顧。

我雖沒有家屬十足十地熟悉病人，我能做的也只是盡可能讓病人放鬆四肢、背部按摩，嘗試各種能緩解阿秀身體痛苦的照顧，當然也包含傾聽她苦到發澀的生命故事。這些我都很願意做，倒不是因為我多有能耐，而是我看到家屬眼中已經無計可施的無助。我願日日幫阿秀祝福禱告，祈求上帝，願透過我的手所做的每一個服務，所講的每一句話，都是傾瀉所有溫柔的力量流入阿秀心中，為善終釀造一個美好的機緣。

生命的苦，除了得不到別人的肯定之外，還有很大的一塊是，自己也沒有辦法肯定自己，代代間的悲傷各有不同，雖然不能選擇父母，但一定可以自己支持自己、鼓勵自己，走出自己的一條路。

愛有好多種方式，委屈從來也不一定保證能夠求全。看清楚自己的樣貌，才有能力給出有能量的愛。

阿杏小語

得不到讚美的孩子很辛苦，阿秀的內在住著一個受傷的小孩，即使成年也盼著父母的愛能多一些。透過自我對話，了解自己在孩子的角色上已經盡力，父母愛或不愛，跟自己做的夠不夠，永遠都是兩回事，自己放過自己才是真自由。

先生另一種樣子

將心中的祝福說出口

在身分證上他還是我的丈夫，該做的事情我不會逃避，夫妻一場，我希望他走得圓滿。

關於「家」，我以為是念茲在茲想回的才叫「家」，裡面住著想見的人、有共同感興趣的話題、有共同的生活目標、可以互相依靠、互相陪伴、互相支持，一種只要這個人在，你就會產生很安心很安心的感覺。

然而在民風未開觀念保守的年代，有一種辛苦的婚姻是，有些人在結婚後，才發現自己愛的不是枕邊人。說不出口的苦衷，內心經過無數次的掙扎、深刻的覺察和一再的抗拒，才發現讓自己更自在、更快樂的是同性伴侶。

隱藏多年的性向與病情

收到照會單的對象，是一位六十歲肺癌已經腦轉移的病人，主要是希望能在原科病房協助家屬善終事宜準備，見到這位病友時狀況已非常孱弱，陪在身邊的是分居許久的妻子和女兒。

病歷上清楚記載著病人是軍公教背景，民國九十五年確診陽性HIV感染者，除了固定在門診追蹤用藥，病人當下也做了一個很明智的決定：完成「預立安寧緩和醫療暨維生醫療抉擇意願書」的簽署，並註記在健保IC卡上。

一家之主的內心有一個家人完全陌生的世界，礙於職業、礙於長輩、礙於世俗、礙於種種大大小小的考量，自己的性向和疾病都無法公開，只能默默承擔，我光想像都覺得在這大半輩子裡，病人和太太應該都過得很痛苦。

家人至今都不知道病人當年是因為哪一場大病入院，原因究竟為何？我想，這個秘密將會隨著病人的離世帶進棺材裡去。

依依不捨的男子

常來探視病人的是一位打扮時尚的中年男子，他常提著大包小包來到病房，家屬都跟我介紹那是病人的好朋友，病人生病之前就是和朋友同住的。

男子來到病房會把病人髒掉的衣物帶回家洗，也會準備病人愛吃的點心，當然面對病人的親友，男子也會有禮貌地一一招呼。每每男子短暫停留病房要離開前，都會依依不捨地摸著病人的頭髮，將頭輕輕靠近病人的耳朵，小小聲地說著話。

我看到男子和病人之間的依戀，也看到坐在一旁太太無奈的嘆息。在這個家，每個人的心中都藏有太多秘密，難見天日。

如常做完自我介紹，見病人呼吸困難、口乾先幫忙作口腔護理，讓病人可以舒服一點，再利用枕頭做支撐，翻身擺位安頓好骨瘦如柴的身體，接下來才好將母女領到病房外頭聊聊。病人有些瀕死症狀已經出現了，家屬對於後事準備還不怎麼有具體概念，我先從大範圍的喪葬事宜開始提醒，也嘗試用語言引導緩緩漸入核心，並了解這些年家人的互動情形。

給予先生最後的祝福

太太說兩人從孩提時就在山上同個部落長大，雙方在村落都算是有名望的家庭，長大後兩家人覺得門當戶對就將兩人送作堆。

起初丈夫跟她的互動都是以禮相待，但妻子卻可以明顯感受到丈夫的冷漠，尤其在兩人單獨相處的時候更是明顯，丈夫要嘛就是常常累到睡在客廳，要嘛就是因為工作因素常常不歸，兩人同床共眠的頻率非常有限。

原以為生孩子之後兩人的相處模式會有所改變，沒想到當她愈對丈夫獻殷勤，丈夫的躲避就愈明顯。

那天下午太太哭著跟我說：「我們雖然從來都沒有把話說開，但所有的一切我都心知肚明。別人的情敵是女人，而我要面對的是，我先生根本不愛女人，這更殘忍。我不知道我這輩子做錯什麼事情，要忍受這樣的對待和屈辱，要不是他對女兒非常照顧，我這一段婚姻算是白過了，我從來不知道女人被一個男人疼愛和呵護，是什麼感覺？在身分證上他還是我的丈夫，該做的事情我不會逃避，很多事我就睜一隻眼閉一隻眼，夫妻一場，我希望他走得圓滿。」

她說話時的語氣輕，我倒是聽得心很沉重，也佩服她的智慧。同樣身為女人，我真誠地回應病人妻子：「我在妳的故事中，聽見了堅強、勇敢和包容，對於妳無法理解的部分，妳並沒有吵鬧，反而顧全大局，仍把家裡的老小都顧得好好的，這真的是非常不容易的一件事。尤其是妳最後對先生的祝福，也就是『圓滿』，這必須要很有智慧才能說的出口啊！」

好好道出心中的感謝

病人後來選擇的生活方式，是跟妻女分開住，約莫一個月回家探視一次。好在他還有一份穩定的工作，仍把母女日常的生活開銷安排妥當，這應該也是病人臨終前，母女仍願意悉心在病床旁陪伴、料理一切的原因吧？服務過程中我常看到女兒眼眶含著淚，坐在床邊握著病人的手。

女兒眼底的哀傷看起來也是無窮無盡，聽說她也是病人最疼愛、最牽掛的。我想要趁著病人意識還清醒的時候，有機會可以讓家人好好的和解，並且道愛、道歉、道謝，還有道別，我覺得這會是這個家庭最需要的禮物。

我輕輕問了女兒：「對於父親在生命中的缺席，有沒有什麼遺憾想好好和父親説的？」

她從眼鏡後落下豆大的眼淚，不停滑下的淚水浸濕了蓋住半邊臉的口罩，我看不到她的表情但可以感受到悲傷的重量，隨著淚珠一顆一顆傾瀉而出。

我慢慢地告訴她：「接納需要學習需要勇氣，更需要時間來好好消化，儘管將心裡的猶豫先全部擱著，好好告訴父親自己心裡的糾結，好好跟父親説説從小到大的感謝與道歉，好好的告別，把愛説出口，讓父親有機會安息，讓自己有機會釋懷。」

我給了女兒一個扎實的擁抱，並感受到她的淚水滴落在我肩膀上的餘溫，浸濕了我的衣服，漸漸由熱轉涼。

我不急著聽到答案，就在下午快六點的時候，我們約好明天再見……。

對我而言，從事安寧工作得到最大的能量，就是有機會在悲傷的故事中埋下希望，讓要遠行的人有機會將內心的擔憂交託，讓要送行的人有機會將內心的祝福説出口。感謝生命中能遇見安寧療護，並且一路跟著很多好夥伴一同學習、一同成長，在安寧的故事中得到滋養，看見溫暖。

阿杏小語

有些悲傷是因為立場不同，難以互相理解，若分開時沒有辦法好好說再見，也不要介懷，正因為經歷過痛苦的經驗，靈性才得以顯現；就算不能好好相愛，也要給得起祝福，當自己夠坦然，整個宇宙都會來幫忙你的。

給予真心的祝福後，彼此都能獲得滿滿的養分，一同成長。

離家的母親

讓受苦有了新的意義

痛苦有人承擔就夠，不需要拉太多人一起跳入苦海。我沒辦法選擇我的父母，但也是因為我的母親，我才立志要好好照顧我的家庭。

故事要從一個節目開始說起，國興衛視台曾有個節目是「媽媽驚喜任務」，網站節目內容簡介：「你眼中的媽媽是怎麼樣的人呢？媽媽眼中的自己又是什麼樣子？街頭突襲訪問，讓受訪者介紹自己的媽媽，甚至跟著去採訪，讓媽媽嚇一跳。來自不同家庭背景的受訪者與各種不同的媽媽，藉機表達對彼此最真實的感謝與想法，除了驚喜，也充滿親子間溫馨感人的情感流露。」

而你記憶中的母親又是什麼樣子呢？

離家多年後的溫馨相遇

印象深刻是有一位二十六歲的大男孩，接受街頭訪問的時候，怯怯地表示他從兩歲就沒有見過媽媽了，父親獨力扶養他們三個姊弟長大，他雖從未問過父母親離婚的原因，但心裡存有很多的疑惑，像是母親為什麼離開這個家？離家時候為何不帶著孩子一起走？

透過這個節目的協助安排，男孩終於鼓起勇氣問了剛生產完的姊姊，拿到媽媽的連絡方式。得知媽媽後來雖改嫁卻沒有再生育，第二任的丈夫也過世了，現在的媽媽靠自己經營一家小店生活。

睽違二十四年沒有見面的母子，男孩最擔心的就是再次見面後，媽媽認不得他。沒想到男孩才剛一腳跨進媽媽店裡，媽媽立即又驚又喜地喊出男孩名字，一點遲疑也沒有。

母子兩人坐下來聊了很多心裡話，原來當年因為嚴重的婆媳問題讓媽媽內心不斷反覆抉擇，究竟是要為家庭犧牲，還是成全任性的自己展開新生活？因為媽媽不想讓手足分開生活，所以最終選擇離家並且留下三個孩子陪伴丈夫。當時鼓起勇氣做出這決定其實不容易，媽媽也當面向孩子道歉。

在分離的日子，媽媽思念的時候就會跑去偷看孩子，手機裡也還存著孩子十七歲參加足球比賽的照片，這一切孩子當然都不知情，所以媽媽才能在一見面的時候就叫出孩子名字。

節目尾聲是以溫馨的結局收場，長大的孩子當了美髮師，再次相遇的心願就是希望能親自幫媽媽剪頭髮。男孩很開心媽媽一直惦著他，再度串起的母子情使得兩人看來都很珍惜。

家庭會議中找到照護共識

鋪了這麼長的梗，是因為看電視時候，想起一個老媽媽拋下七個孩子，離家展開自己新生活的故事。

照會單上的資料，病人是一位快八十歲肺癌末期的老婦人，照會的原因是，最小的女兒表示無法獨立為母親後續的照顧方向做主，不管是要再拚看看治療或選擇安寧療護，小女兒都很希望七個哥哥姊姊都能來參與討論。

通常在醫院問家系圖時，同一個家庭會依其人數多寡、派系不同，而出現很多不同的故事版本。例如這家子女在意見上一比七的比例，確實是有些懸殊和可疑之處，這時就很需要溫柔地抽絲剝繭，理解每個家庭成員的為難。

小女兒口中的母親細心又慈祥，在第一任丈夫過世後改嫁給住在台北的現任丈夫，爾後生下了她。雖然放下住在台東的七個哥哥姊姊，但母親都有盡到自己的責任，寄錢回去幫忙養家。所以我真的不能明白，為何七個哥哥姊姊這麼無情，從母親生病之後都沒有來病房探視過老人家？

於是釐清需要討論的重點後，由我邀請住在台東的子女跑一趟高雄，我們希望召開一場家庭會議，為長輩也為這個家的每一個人，討論該怎麼做才是大家都能接受的方式。

如我所預期，無法全數到場，最終由大女兒代表出席，當時病人已經非常虛弱，我分別說明治療與不治療各自的優缺點，在平靜的氣氛中找到共識，家人同意用安寧療護的照顧方式，陪伴病人走完最後一程。

拋開矛盾，選擇好好道別

大女兒提起那一段讓她很傷心的往事，父親因癌症過世，家裡還在籌備喪事的期間，母親居然一聲不響地離家，那年她才國二，最小的弟弟才六歲。她印象中最不堪的回憶有兩個部分，一個是弟弟邊哭邊跑摔倒在地大聲叫母親不要走，一個是當年村莊所有人對這個家指指點點，笑她說：「妳媽媽跟人跑了啦！」

每次聽到這句話，大女兒的臉總漲得又紅又刺的。

大女兒獨立生活後，從親友口中聽到母親定居在北部，雖然在台東的家已經沒人提起這件事，雖然哥哥弟弟都說沒有媽媽一樣可以生活得很好，雖然家族的人都說母親是個壞女人，雖然有這麼多的雖然，但大女兒很清楚內心對母親的思念，還是很想見母親一面，於是利用休假時間，坐火車去探視在傳統市場做生意的母親。

從母親的生活條件看來，知道老人家其實過得不大好。大女兒艱難地說出內心矛盾的感受，當知道母親過得辛苦時她覺得這就是報應，但真正親眼看到母親日子過得拮据，內心又非常不捨。

這樣的心情始終來來回回矛盾著，終於在母親要臨終的這一刻，大女兒選擇和解，好好跟母親道別，感謝小女兒把母親照顧得這樣好。

我很欣賞她的大器，從她認真交代我的話就知道：「這些心酸的點滴，小女兒是無法明白也不需花力氣明白的，痛苦有人承擔就夠，不需要拉太多人一起跳入苦海。我沒辦法選擇我的父母，但也是因為我的母親，我才立志要好好照顧我的家庭。人生有很多選擇，我很滿意自己現在可以做好母親的角色，感謝我的孩子也都跟我很親，這讓我受的苦有了新的意義。」

帶著希望向前行

我還蠻喜歡這故事的結局，我們總是被教育要犧牲小我完成大我，一個女人在保守的年代做出脫離夫家的決定，太多細節雖已不可考，但深知絕對需要很大的勇氣。很慶幸最後子女都能用成熟的態度來看待這件事情，當年媽媽不跑，故事結局不一定比較好。

越親密的關係，往往遇到問題破壞的張力也特別強，我們的確是沒有辦法選擇自己的父母親，但長大了的我們，可以選擇要不要帶著童年的傷痕繼續生活。

我們成年了，在教育、學習、挫折中都能得到嶄新的滋養，我們可以好好善待自己、好好愛回自己。

人生的記憶是一天一天慢慢堆疊上去的，而痛苦也是人生重要的一部分，只要肯接納傷痛、帶著希望往前走，好事總會發生的，愉快的記憶也會慢慢地取代痛苦的回憶。

出院後小女兒傳了簡訊給我，訊息上寫著：「活到這麼大，第一次母親節，母親不在身邊真的很不習慣。很謝謝妳的幫忙，給我開導和安慰，也祝妳全家安康喔！」失去母親的第一個母親節，對她的確是有些難受的。

愛母親不限節日，我愛媽媽，希望我兒子也跟我一樣！

阿杏小語

當大女兒說出那段話時，我很驚喜，因為這是個不同於過往、以受害者的角度來看待受苦的價值。和解何其不易，但其實也不難，阿杏自己的經驗是，不轉換看事情的角度，心會常常迷路喔！越是不容易的事，只要能突破挑戰，一定會有深刻記憶的。

從賭氣到大器

修補生命缺口的早熟少年

偶爾會想起你，想起你曾說過的話，最讓我印象深刻就是，清秀的面孔下藏了一顆早熟的心。我們第一次見面是在醫院家庭會議上，你父親本來說自己沒有任何家人，可是因肝癌發現太晚，肝功能急速惡化，尚未進一步討論後續治療方向，意識就突然改變，不知是否該進加護病房亦是安寧病房。

我們透過社工才找到你，你站在門口的表情，說明你與父親生疏的關係，已經失去連絡很多年，再次見面卻是全身黃疸、腹水腫脹的父親，讓你花了點時間才認出來，接著，你紅了眼眶，臉上表情全是難受……。

想完成爸爸的心願

彼此如此陌生，卻一見面就要討論急不急救的問題，我也感到難以啟齒。護理長為我們準備了一間較隱密的會談室，一關門你竟放聲大哭。剛大學畢業，身高一百八十公分的大個子，肩膀因哭泣不斷一上一下伴隨著眼淚啪答啪答地抽動著，就算心疼也不能做什麼，只有靜靜讓你先宣洩過癮。

忘記過了多久，你擦擦眼淚像個孩子似的，問我有沒有洗手間整理儀容。才一會兒後你就禮貌地跟我點點頭，我知道你已經準備好，我們可以開始談了。

簡單自我介紹也說明邀請你來醫院的理由，雖理解要獨立做這樣的重大決定不容易，但還是先詢問你，是否有其他家屬可以一同討論。

你無奈地說：「長輩意見很多，想來的沒半個，想出錢的也沒半個，不過所有的決定還是要經過家族長輩的討論才能有最終的結果，包含今天要簽的同意書也一樣。」

「我擔心的是，倘若你父親剩下時間，可能落在數週到數天之間，比你想像中還要短，你有沒有想對父親說的話呢？」

你定住了，緩緩吸了一口氣告訴我：「我倒是很想問問父親，有沒有什麼話，想對我這個不熟的兒子交代的？能做的不多，但只要做得到的，我願意幫他完成。」

我欣賞你的大器，但好奇這要經過多少時間磨練才有今日的淡定？你決定先回家取得家中長輩的共識，約好隔天再交回不施行心肺復甦術同意書。

努力適應情感的傷口

因病人狀況時好時壞，多數的時間都在昏睡，這階段若進安寧病房，幫助也很有限。首先最需要的就是先請一位二十四小時的看護來陪伴父親，接著便是希望親友們有空就可以多來床邊探視，臨終前的病人若有機會好好地跟親友善別，這對於病人的善終是有極大的助益。你告訴我，這道理你明白，糊塗的是，那些平日愛說道理但實際行為卻幼稚的大人。

你提到，記憶中最後一次全家一起吃飯是在小學三年級的時候，父母親趁著要升小四的暑假，找一個假日帶你去遊樂場玩，正當你開開心心地過完一天，準備要結束旅程的時候，父母親在晚餐後告訴你，他們正準備離婚的事，並用很戲劇性的口吻問你，以後想跟誰住？你心裡納悶，不就都住在一起，為什麼突然要離婚？以後生活會有哪些不同？你心裡不只有疑問還有更多害怕，但這是個抗拒不了的決定，當晚，你就帶著簡單行李搬到母親剛租賃的小套房。

生活有了很大的轉變，你說那是「三百五十五度的轉變」，你終於體會到哀傷是如此真實。有很久一段時間，你很氣自己後知後覺，沒有辦法幫忙父母修補感情的缺口。大概也是從那時候開始，你開始學習不再抗拒，默默接受發生在生命中所有的一切，因為你說：「抗拒太浪費時間，最終還是要習慣接受，與其如此，倒不如早一點適應。」

躲進書堆中逃避現實

和母親同住時間，偶爾也有異性朋友來家中，但往往到論及婚嫁時，母親就會抱怨，離過婚又帶著一個孩子的女人，條件就是差很多。這話聽在你耳裡是極度刺耳又不舒服，明明是大人自己做的決定，為何檢討起來好像全成了孩子的責任，甚至連想和朋友出國散心，也得有所顧忌。你不屑大人的論調，於是一頭栽進讀書的世界裡去，認真念書考上好學校，成了最實際的回饋。

國二時某天一早，母親突然表示已單獨扶養你多年，父親卻未盡到任何責任，希望你能搬到父親家住一陣子，你心中大喊著：「搞什麼！我是個有血有肉的人，你們怎麼可以這樣像貨物一般，彼此推來推去呢！」

氣不過擅自決定、不尊重人的母親，你包包一拿就跳上公車到父親的住所，身上僅僅帶著母親給的三百塊。在這之前，你約莫已經大半年沒見過父親了，上次見面也是在祖父生日時的匆匆一瞥。

沒有事先告知的結果，就是坐在門口天快亮的清晨，等到一個喝得醉醺醺的酒鬼，你冷到全身發抖。

心中的自卑感在作祟

你大可以打個電話給母親告狀，可是你賭氣，不能接受兩個自稱是大人卻比你還不會照顧自己的「父母親」，把你當成皮球一樣踢來踢去。你在心中暗暗下了一個決定，成年以後要以身作則，讓這些所謂的大人瞧瞧怎樣才是有肩膀、有責任。

只是要早早長成一個好的大人有很多不容易，心中來不及癒合的傷口，因環境所逼，你只好忍痛不去感受。大學時開始交女朋友，每段感情只要談到要見雙方家長，你就卻步，因為不管是父親還是母親，沒有一個是你心中的驕傲。

但是女孩不懂，以為你不認真，以為你在閃躲，殊不知這是心中小小的自卑鬼在作祟。女孩提了分手，你一句挽留的話也不說。只有青年團契的牧師娘知道，你是一個逞強故作堅強的小大人。

牧師娘是你高中時一次陪同學參加聖誕聚會時認識的，她和藹的態度，像太陽暖暖地曬進你冰凍已久的心房，此後你雖未正式受洗，也常常往教會跑，從那兒去擷取你需要的溫度，來放鬆自己緊繃的面具。

終於你知道，其實對人好是不一定要付出些什麼代價的，人和人之間還是有著單純的美好。

最後一次好好照顧父親

這一次願意出來幫忙父親張羅所有的大小事，就是因為這幾年你已經慢慢了解，堅強其實可以很柔軟。只是生命中第一次近距離面對死亡，還是很無措，明明是父子卻又這麼不熟悉，充滿衝突而無力的關係。我靜靜聽你說故事，偶爾點頭、偶爾應聲，從說故事的開始到結束，我知道你又再次整理了自己破碎的過去，用自己的方法修整了生命的缺口。

待你和家中所有長輩溝通完畢，後事也準備妥當，你特別找一天和看護一同照顧他，幫他擦澡、按摩，在耳邊輕輕和他說話，父親彷彿也知道你為他所做的努力。我誇你有慧根，臨終照顧聽一遍就記得、舒適護理帶一遍就上手，將來也是個充滿希望種子，可到處去跟人傳福音。

你笑著說生命功課要快快做，遲了就來不及。

那天下午我們一起平靜地送走你父親，既感恩也祝福，上救護車前你給了我一個大大的擁抱，謝謝你溫暖的臂膀，帶給我滿滿的能量。

第六章

圓・滿

凡事都有最美麗的安排，
用心道愛、陪伴彼此到最後，
人生難解的課題便完滿了。

我想陪你到最後

願做彼此的避風港

奇妙的緣分卻讓兩個受傷的靈魂互相依偎取暖，誰都沒想到，本以為是短短一陣子的戀情，卻成了十年漫漫的光陰。

小真和阿邁是一對愛情長跑十年的戀人，在兩人生命都最軟弱的時候，就在街角一處相遇，相互傾聽默默數算歲月，在茫茫人海中成為彼此唯一的浮木。

阿邁離過一次婚，年輕時因無法收斂自己幹過許多荒唐事，妻子無法忍受，帶著孩子毅然決然離開了，此後阿邁便與酒精相伴，度過一段不算短、渾渾噩噩的日子。父母無法管，兄弟瞧不起，生命像是一塊無人耕耘的荒蕪地，雜草叢生、心靈乾涸。直到有一天他渾身酒氣走到彩券行，想用身上僅剩的的一點錢，為困頓的生活搏一點運氣。雖然買彩券並未換來金錢上的滿足，卻讓阿邁遇見了另一道救贖的光，一個同樣困在原生家庭無奈的女孩，小真。

共同承擔生命的重量

交往沒多久，小真就知道阿邁罹患酒精性肝硬化，但有固定就醫回診，於是兩人還是繼續交往，並維持相隔兩地的工作模式，畢竟彩券行的工作也不能常常請假。分開生活一段日子後，特別讓人期待相遇，這彷彿是所有熱戀的固定模式之一。

小別勝新婚，難得見面的情人反而有更多的話想說，然而戀情也並非一直奏著美好旋律的，小真不在身邊的日子，阿邁捱不過身旁朋友招呼，濃烈烈的酒精還是大口大口地入喉，每次見面又愛又吵，吵後又和好。

生命許多難題都是這樣慢慢堆疊起來的，雖然知道再繼續耗下去也不會有好的結局，但一個有期待，一個怕失望；一個在等待，一個走不開；一個缺乏愛，一個想給愛，兩人成了相互糾結、共同承擔的生命體，也一如老一輩所說的：「愛到卡慘死。」

身體從來都是誠實的，當被主人灌菸灌酒地惡意對待，當然很難長保安康體魄，所以肝硬化要喝成肝癌也已經不是難事。只是當身體愈來愈差，阿邁更需要長時間有人在身邊照料，而這工作當然也只有小真能接下。

身分尷尬的照顧者

小真面對阿邁家人態度的冷漠，非常無力，但還是主動尋求非營利組織的協助，希望能在阿邁精神狀況尚可的時候能為這段感情，留下一個美好的回憶與紀念。

何其有幸我也能參與團隊工作中的小小一員，小真拍婚紗前一晚，阿邁其實緊張到睡不好，兩人當天一到拍攝現場，髮妝師和其他協助人員也已準備就緒，立即進入預備狀態。中途阿邁除了上廁所和閉眼休息之外，眼神幾乎從未離開過小真，那是充滿愛意的眼神；剎那間，我彷彿明白為何小真會一直走不開了。

對於想要步入禮堂的戀人而言，放諸四海皆準的原則就是：「最辛苦的部分都是從拍完婚紗後開始。」阿邁的身體狀況愈來愈差，等不到換肝卻慢慢進入肝昏迷的狀態，小真的身分非常尷尬，因為女友就是個名不正言不順的狀態，法律上和就醫決定權都不是小真說了算，阿邁的兄弟和母親才是主要決策者。小真最多只能做好主要照顧者的角色，但明明她就是最了解阿邁的人啊！

這樣的故事，在醫院屢見不鮮，有時想要從中幫忙，都使不上力。

一晚約了小真到協會，我被指派的任務是，引導小真覺察自己的焦慮所在，並且學習床邊簡單舒適照顧，讓阿邁舒服，也讓小真的混亂思緒有處可去。那晚小真遲到了半小時，才一見面就不斷地叨唸阿邁家人有多無情。

先讓她小小宣洩一下是很必要的，撒網慢慢，收網也要慢慢。

受傷的靈魂互相依偎

印象中有幾句與小真的關鍵性對話。

「我真的覺得小真妳很辛苦，既然阿邁家庭狀況這麼多，他也一直改不掉喝酒的習慣，我很好奇是什麼原因讓妳一直留在他身邊呢？」

「我也不知道……，其實我一開始沒有很喜歡他，後來是慢慢相處覺得這個人很照顧我，尤其是當我換了工作之後，我們都要等到放假才能見面，我可以感覺到阿邁很期待我回來，然後……然後我也覺得回到阿邁身邊有避風港的感覺。」

「避風港？其實阿邁一直讓妳有像家一樣避風港的感覺嗎？不知小真的原生家庭是否也有帶給妳同樣的感受？還是完全不同呢？」

原來小真來自一個父母婚姻破碎的家庭，身為長女的她從小經歷父母的爭吵、離異，被迫要承擔起許多孩子不該煩惱的一切，尤其在高中時期父親生重病，母親雖有回家協助照顧，但在小真的心裡，家的完整性早不可同日而語了，父親離世後，小真與母親之間有形與無形的距離更加明顯。

我想，關係若要回到有能量的運轉，當事者必須先覺察到自己為何不斷抱怨又走不開的心情。作為從旁協助的角色，用問句來表達同理對方，以及好奇當事者生命中的亮點，通常能讓說故事的人更清楚自己當下的需要。

人世間哪，這不是命運安排，什麼才是命運安排？正常的情況下，是不會有人喜歡渾身酒氣的中年落魄男子，更何況兩人還相差十來歲，但奇妙的緣分卻讓兩個受傷的靈魂互相依偎取暖。誰都沒想到，本以為是短短一陣子的戀情，卻累積成了十年漫漫的光陰。

愛不需要有道理，愛上了能心甘情願，並好好給予祝福，陪伴到最後，便已圓滿了人生難解的功課啊！

很欣慰小真最後的答案，是自己思考後寫下來的。

阿杏小語

人生是一連串不停選擇的過程，能夠支持自己的選擇、甘心承擔結果，已經很不容易。故事之所以迷人，是因為說故事的人需要被傾聽，聽故事的人會有所共鳴，原本兩個平行的人，在一說一聽之間，讓靈魂瞬間有了很緊密的交集。

夕陽映照下的笑容

最美麗的安排

一字一句說得緩說得慢，臉上不忘掛著笑容，她說：「菩薩跟我說每一刻都很美，每一刻都要祝福。」

電影《童夢奇緣》中有一句經典台詞：「生命是一個過程，可悲的是它不能重來；可喜的是，它也不需要重來。」

時間果真是世間最公平的籌碼，任何人再富有也買不到第二十五小時。

引導女兒表達內心想法

三十六歲的小惠是乳癌症末期多處轉移的患者，對她印象最深刻的就是即使常臥病榻中，仍常常保持微笑，笑到梨窩偷偷躲在一旁搶戲。因為太多不可抗拒的因素，小惠的病程比想像中進展得還要快，評估她的存活期，大概僅能以數月到數周來計算。

最尷尬的是小惠病重時刻，先生人在國外也因為生病無法即刻返回台灣，兩個學齡前的孩子託給住在離島的公婆照顧，所以很確定的是疾病末期至親都無法在小惠身旁陪伴關懷。世間之情就是這麼地揪心難解，唯一能隨叩隨到的親娘卻與女兒自小沒話聊，不過再沒話聊，以前小惠有事回家求救，做媽的還是會用自己的方式力挺。為娘的很擔心女兒無法好好臨終、一一道別，希望我可以幫忙引導女兒表達內心的想法。

要敲開心門，最重要的是讓病人的身體也能舒適，因小惠睡覺時都會不自主張口呼吸，每次訪視我都看見她的嘴唇、口腔黏膜、舌頭很乾裂。

舒適護理減輕不適感

入門款的「舒適護理」真的很容易上手，平日訪視病人的工具包裡，一定會放著紗布、棉棒、精油、橄欖油、綠茶包、聽診器、海綿牙刷等方便照顧的小道具，只要時間能配合，一定要看看病人的嘴巴臭不臭、身體髒不髒、雙腳的皮屑多不多。尤其是戴著非再吸入面罩（non-rebreathing mask;NRM）的病人，口腔黏膜乾裂的機率幾乎百發百中，此時正是教導家屬的好時機。

傳統市售漱口水對於病人敏感的口腔狀態都太過刺激，使用後有時更顯乾燥。其實只要用綠茶包一包、甘草片兩到三片，加上六百毫升開水冷泡成一壺，沾著海綿牙刷就能幫病人口腔進行清潔。看到病人嘴巴變乾淨，家屬其實都非常開心。

倘若黏膜已出現乾燥乾裂情況，那就使出我的萬用法寶「冷壓初榨橄欖油」，可內服也可外用，搭配口腔棉棒來清潔滋潤口腔黏膜，最後再均勻塗抹上「口腔保濕凝膠」幫助張口呼吸容易乾燥的黏膜，濕敷維持住潤滑感，這跟臉部乾燥敷面膜保濕是同樣的道理。

平時還可用小噴瓶裝稀釋檸檬水，對口腔進行噴霧補充水分，或用三毫升空針從兩側嘴角緩緩注入少量水分，以上都可減輕病人喉頭乾燒不適感。

最幸福的孩子

病情變化太快，家屬都忙著哀傷，有時會忘記手與心是可以同時並用的。我很喜歡挖掘可以讓家屬在床邊陪伴做的事情，有事做雖然還是一樣哀傷，但至少不會感覺那麼無能為力。邊掉眼淚邊動手，畫面其實很協調。

答應小惠媽媽的事情我沒忘，於是選在小惠午睡飽後，我幫她做放鬆按摩時，找了個適當的時機跟她說：「若妳要出一趟遠門，很久很久都不能回家，可能好幾個月可能好幾年，可是偏偏先生和孩子都不在，妳會不會很擔心呢？」

我永遠不會忘記的是，小惠笑著慢慢說：「凡事都有最美麗的安排。」

正因腦部轉移關係，小惠的發音聽來有些吃力，起初我一直聽成「沒力」的安排，再跟她確認一次，她一字一句說得緩說得慢，臉上不忘掛著笑容，接下來這一句我聽得可清楚了，她說：「菩薩跟我說每一刻都很美，每一刻都要祝福。」

當下我感動得既想哭又想笑。夕陽透過窗映照在她臉上的光看起來很柔和，我看著小惠說：「妳真的很美，人美心也美。」

想留住這如此美好的笑容，對我而言這價值不亞於蒙娜麗莎的微笑。在小惠的同意下，我用手機拍下這值得紀念的一刻。

走廊上，小惠的媽媽不安地在走道來回踱步等著我出來。我握住她緊張的滿是手汗的手，小聲在耳邊說：「有媽媽真的很好，因為媽媽在，孩子到生命結束前都可以任性地做自己，自己懷胎十月辛苦生下來，自己好好送完孩子最後一程，痛苦的一定是媽媽，但幸福的是孩子啊！」

說完我給小惠的媽媽看了剛剛拍的照片，這下換阿姨又哭又笑了。

阿杏小語

身為女人，對於婚前婚後的想像絕對不同；身為母親，對於孕前孕後的想像差異更大。我們在人生各階段經歷不同的成長，靈魂卻仍被原生家庭澆灌的思想禁錮著，兩條線時而交集、時而平行、時而糾結，或許透過饒恕與感恩才能找到生命的答案。

不再做傻事

機構裡的模範婆婆

如果覺得今天的服務舒適的話，就要答應我，好好做這裡的模範生，讓其他長輩知道，努力會不一樣的。

原本獨居也十分自在樂活的婆婆，因為突發性腦溢血送醫急救出院後，孩子們不敢再放婆婆一個人在家，所以就選擇送到安養機構。聽說她剛到機構的時候，還想用電風扇的電線來勒死自己，想自我了結也是怕老了拖累小孩，還好機構的護理師，以及照服員裡裡外外用心招呼，婆婆雖然還是千百個不願意，也算是給了工作人員一個面子。

於是婆婆答應不再做傻事，要努力吃、做復健，從這一天起她就成了機構的模範生。

讓生活變得不一樣

那天去機構示範簡易的舒適照顧，於是婆婆在工作人員的邀請下，同意當現成的模特兒。瞧她雖然走的搖搖晃晃的，還是堅持自己推著輪椅進房間，並在協助下很配合地躺到床上，等待要做足部照顧的示範。

我跟她說：「不急，我們先聊一下咩~我感覺這裡的人都對婆很好耶！」

「再好也沒有家裡好。」

「啊小孩就很怕妳再出事啊！」

「那我認真，真的就會好起來嗎？」

我告訴婆婆這我不敢保證，但我知道若從現在就放棄的話，身體不但惡化得很快，子女的心情也會很難受，況且她現在的狀況又沒差到要去見閻王了。

趁聊得起勁，我接著對婆婆說：「如果今天的服務有舒適的話，就要答應我，好好做這裡的模範生，讓其他長輩知道，努力會不一樣的。」

「哪裡會不一樣？」

「心情不一樣、體力不一樣、食慾不一樣，快樂嘛不一樣。」

「小姐妳很會拐人捏！」

「婆～我早就不是小姐了，我也是半個歐巴桑了，來、來、來給你聞一點香香的。」

「那是什麼？」

「妳放到鼻孔深呼吸一下就知道了。」

「厚～很香捏，鼻孔都是檸檬味，真的很厲害捏，不錯不錯！」

「趁現在我來幫妳按按腳，循環不好腳盤都腫起來了，這樣力道舒服嗎？」

「矮油～這服務很好捏，你早點來我應該就不會想不開了。」

阿杏小語

每次到機構服務長輩，我會先問自己此刻做的服務，會是我老後也想用的嗎？卓別林說：「人生近看是悲劇，遠看是喜劇。」我則努力調整當下的視角，用舒適的照顧讓長輩能多感受點溫暖與溫柔，哪怕只是片刻交流的會心一笑，彼此都是滿足的。

不後悔的婚姻

娶某就是要負責到底

遇到了就要去面對，生孩子以後有的是機會，眼前先把身體養好再說。

我們認識快十年了吧？其實若是在醫院才認識我的民眾，大概都沒啥好事，不是自己生病就是家人生病。但我相信人愈是在困頓的時候，愈需要一盞光明燈指引，所以工作這些年以來，我也一直很努力地發光。

在醫院認識阿昌的時候，他陪著妻子阿美來做人工流產。阿昌不是沒有責任感，而是妻子在懷孕初期也檢查出了乳癌第三期，本來滿心期待迎接家裡第二個新生命，但和醫師多次的討論之後，在百般無奈下只能決定先終止妊娠，阿美也不想在充滿著心理壓力的狀況下繼續懷孕。

其實在懷孕的這三個月中，阿美有發現自己的乳房出了異狀，那感覺很像皮膚下埋了一顆小鋼珠，阿美很擔心也拚命上網找資料，一方面心裡有不好的預感，怕是壞細胞找上自己；另方面也是一種烏龜的心態，希望是自己多疑了，小鋼珠可以自己快快滾蛋。這一來一往的時間就蹉跎了一百多天，腫瘤大小也從小鋼珠變成玻璃彈珠，直到瞞不住，阿美才惶惶不安地跟阿昌坦承這顆已壓在心中多天的大石頭。

無限循環的賭債

說起阿美和阿昌的組合也是一絕，一文一武、一動一靜、一急一慢，兩個人差異很大，能走在一起除了緣分之外，也找不出其他更好的理由。阿昌是黑手專修房車兼做二手車買賣，為人海派，對於身邊親友相當有情有義；阿美念的是南部有名的語言學校，擅長交友與經營社團活動。兩人是在一次朋友的聚餐中認識，短暫交往過半年因生活習性太過懸殊，很快就沒了連絡。

分開的四年裡阿昌沒有再交女朋友，專心、推展自己的事業版圖，過年過節固定會傳簡訊關心阿美。對阿昌而言，愛不到的人也值得好好祝福；阿美在這四年中專心自己課業，也到國外遊學，交過一兩個男朋友，就是沒有一個人像阿昌一樣對她有耐心。某一個聖誕節，阿美手機又傳來阿昌的祝福簡訊，於是想念牽起兩人的紅線，這一次他們決定要相守到永遠。

阿昌小我三歲，每次在醫院見到我，都會很有禮貌地喊我「季（姐）啊」，但每一次見面阿昌都是愁眉苦臉的。後來我才聽說，阿美之所以放棄當幼兒美語老師的興趣走向保險業，為的就是要償還家裡無止盡的賭債。

阿美的父母非常熱衷六合彩，十賭九輸屢試不爽，屢戰屢敗，屢敗又再屢戰。每次要求阿美幫忙還賭債就說：「絕對不會有下一次。」等工作領到錢卻又立刻投入賭海，日復一日惡性循環，阿昌再有能力的肩膀也會被壓垮，兩人常常為了娘家的事情起爭執。

全心全意相挺

阿美當了業務之後，很少回家吃飯，常常和客戶約在外面餐廳用餐，正因為吃不胖的體質，她最愛吃的就是燒烤、鹹酥雞、小火鍋、搖搖杯飲料，最高紀錄就是一個禮拜有七天都這樣吃，阿昌無力改變也不想再多說，每次關心都只會換來白眼。所以當阿昌知道阿美生病的時候，他並不意外，阿昌無奈地說：「每天都這樣吃，不生病才怪。」

但他從沒有對阿美露出一絲不耐煩的表情，反而常常鼓勵阿美：「遇到了就要去面對，生孩子以後有的是機會，眼前先把身體養好再說。」

兩個人其實都是好人，只是在養分不足的環境中，愛情的芽苗要能成長穩定，實在備受考驗。

阿美的治療歷程並不平順，也因為實在有太多親友的關心和指引，會帶她去算命、看有名氣的民俗療法、吃一斤很多錢的草藥，阿昌雖苦言相勸正規治療比較妥當，但有時三夫之言的強大力量，就像十萬大軍的磅礡氣勢，想擋都擋不住，也難怪阿昌只能苦笑。我曾經問阿昌：「這段婚姻你有沒有後悔過？」

他說：「不管結果好壞，都會全心全意相挺，娶某就是要給人家負責到底。」完全是有氣魄的男兒才能說出來的話。

一通電話就立刻出門

阿美終究沒有順利闖關成功，還因為亂用草藥讓乳房傷口惡化，也因當時家人態度保守無法接受安寧療護，所以一接到阿昌的電話，我便立馬去家裡教導幫傷口換藥等流程。願意幫這個忙，就是見不得一個大男人沮喪無助的模樣。經過重重障礙與溝通協調，阿美最後得以選擇安寧居家照顧，完成她可以平安在家善終的願望。

每次都是我家老爺開車載我去，阿昌也很熱心會幫我先生看看車子的狀況。有一次老爺的車子突然拋錨顧路，時間落在尷尬的晚上十一點鐘，四處討救兵無門，撥電話問阿昌有沒有門路可幫忙，沒想到他二話不說親自到場救援，這恩情我一直記到現在。

如今，我已離開原本工作的醫院，但只要經過大東文化藝術中心附近，我們夫妻一定會特意繞過去找阿昌聊聊。每一回去阿昌都用招牌似的苦笑表情，然後邊搔頭邊走向我，大家隨意聊聊就像很久不見的朋友。這樣的朋友一定是要繼續保持連絡的啊，畢竟身邊能有幾個撥一通電話，就願意立刻為你出門的朋友呢？

阿杏小語

台灣離婚率在亞洲一直是名列前茅，我們以為步入禮堂最大因素是「相愛」，卻忘記唯有自己剛強、對生命負責的人，才不會將過度期待放在配偶身上，並能勇敢迎接婚姻中的各種挑戰。幸福本跟結婚無關，因幸福本質來自於自己能掌握自己的方向。

想用什麼方式說再見？

為自己安排的結局

還沒生病前的妳是個標準的賢妻良母
家裡所有大小事情都由妳一手全包辦
與其說妳精明能幹倒不如說環境造就
從小家境貧困的妳練就一身的好本領
妳是家中長女不管是父母親還是弟妹
全仰賴妳的照顧當然也包括經濟層面

從念國小二年級開始
妳便要獨立準備一家六口的三餐
下課趕忙做好晚餐還要洗衣打掃
晚餐後要洗碗還要裝好隔天便當
常常忙到學校功課都來不及完成
已經午夜十二點妳還不能上床睡
邊寫功課邊打瞌睡忍不住想大哭
還好老天給妳一個靈活的腦袋瓜

四個孩子中就妳讀書的成績最好
高職畢業妳就趕緊工作賺錢回家
等到弟妹大一點妳才又念夜二專
半工半讀跟著命運安排沒有怨言

白天職場老闆很賞識妳的美貌聰明
妳也明白唯有往上爬才有機會翻轉
於是兩人從主僕關係變成恩愛夫妻
然而橫在彼此中間的家世背景差距
婆婆無法欣賞這媳婦吃苦耐勞精神
反而多次要求兒子快結束這段感情

丈夫生長在這母權至上的大家族裡
就連開公司的錢都是婆婆全部贊助
藏在老闆頭銜底下的丈夫是懦弱的

沒辦法幫忙妳在夫家多說任何一句
從結婚那一天開始妳就知道這挑戰
恐怕會佔據妳人生絕大多數的精力
夫妻相愛卻得不到家人祝福和關心
日子過久大小事都成了吵架的原因

即便好不容易生下一個可愛的男孩
婆婆依舊嚴厲只對孫子好眼中無妳
直到一年婆婆罹癌入院妳悉心照顧
病榻前婆婆才發現原來這最小媳婦
竟然不記恨還日日固定到醫院照顧
於是長輩臨終前兩人關係才達和解
以為雨過天晴沒想到妳卻發現罹癌
乳房不明腫塊彷彿這些年壓力累積

妳回想結婚三十多年來的日常生活
情緒不斷不斷累積妳只能吞只能忍
別人眼中妳隨和從不拒絕過度要求
對於婆家和娘家都有極高的容忍度
或許正因為這樣的特質才牽制住妳
一輩子汲汲營營毫不鬆懈拚命努力
換來六十出頭癌細胞就在身體肆虐
妳苦笑妳無奈妳不知道究竟該怪誰
才剛診斷妳已經萌生放棄生命的念頭
消極地看待身邊的一切沒有求生意志
即便丈夫二十四小時守身邊不離不棄
妳的情緒就像乘坐雲霄飛車很不穩定

情緒好妳會乖乖吃飯也愛唱鄧麗君的歌
情緒壞妳會尖叫咒罵摔東西眼淚哭不停

直到醫師將止痛藥鎮靜藥全部派上用場
我也用精油加撫觸按摩來舒緩妳的緊繃
妳的眼皮才肯慢慢鬆懈緩緩疲憊地睡去
我想著妳跟我說的故事我感到有些無力
若是悲劇已成定局我不知道再做些什麼
才能讓妳安心為自己好好安排

直到意外看見新聞播出台灣罹癌人數攀升
我們聊起為何阿杏會在腫瘤安寧領域服務
我分享工作的這幾年來從病人身上的獲得
刻意提及善終規劃安排自己決定的重要性
終於妳願意和丈夫一起來了解該如何著手
後續安寧居家的安排和後事準備討論細節

丈夫軟弱之於妳的果斷形成了強烈的對比

面對即將晚年喪妻丈夫焦慮到無法做決定
還好認識一位訓練有佳服務良好的禮儀師
清楚詳細說明喪葬流程以及各種大小細節
協助丈夫跟親友過程中意見不一時的溝通
來來回回醫院好幾趟只為能圓滿最後階段

喪禮的細緻圓滿是哀傷很重要的一個出口
很高興妳可以自己挑選喜愛的照片跟背景
人世間的最後幾天妳不吃不喝少尿只是睡

但是少了痛少了譫妄[註1]眉頭也感覺鬆了一些

感謝服務的日子裡妳跟我分享的點點滴滴
這不單只是地球上一個人的生命故事而已
當故事被記錄下來這背後的意義就是力量

提醒看見故事的人你們請都好好愛惜自己

瞻妄臨床症狀通常是突然發生的，病患的意識狀態會開始波動，時而清楚，時而恍惚、注意力無法集中。病患的認知功能常會出現障礙，如會突然定向感障礙，對時間、地點、人會無法正確辨識，或是出現知覺缺損的錯覺、視幻覺及聽幻覺。

阿杏小語

有一說法是C型性格是容易罹患癌症的特質，C就是取Cancer的第一個字母，明顯的情緒特質有：會過度壓抑自己負面感受、逆來順受、易生悶氣。情緒從不分好壞，重要是每一種情緒都需要被理解被正視，不理會只忍耐，終會爆炸。

第七章

護理師心內話

••••••

每一位病人都是我的生命導師，
他們用生命來教導我；
護理師雖然能做的範圍有限，
但一定會盡全力去做，
因為有能力去愛，比接受愛更重要。

爺爺等著嘴巴清清

讓病人活得更舒適

我們今天願意用心照顧好別人，希望有一天換我們有需要的時候，也有人可以好好對待我們。

現在就來好好溫習一下王爺爺的故事。對於我，病人不只是病人，病人是用生命來教導我的老師。

安寧共照師的工作中有一項很重要的，就是要將安寧療護的照顧理念、安寧病房以及安寧居家照顧模式，清楚明白地解釋給家屬聽，若病人和家屬都可以了解安寧緩和醫療並不是放棄治療，而是將治療目標從疾病治癒轉向症狀控制，也是幫助大限未到的病人，盡可能活得舒適有尊嚴的話，那麼接下來我們就會安排一次安寧收案會談，讓家醫科的總醫師或主治醫師去評估收案。

病房空床可遇不可求

通常收案會談之後，家屬會很著急什麼時候安寧病房才有空床，以本院來說安寧病房共有二十張床，待床的規則就是有一床出院才能有一床轉入。我相信家屬也都是明理的人，但可能因為看著病人很受苦所以非常於心不忍，當病人的病況愈危急，擔心的家屬情緒也會跟著愈焦慮，有時甚至會按捺不住一直打電話，詢問何時才有床位。

但轉床的時機也很重要，若病人已經進入瀕死的階段，生命徵象如血壓、血氧濃度數據都往下掉，這時即便安寧病房有床位，也不會建議再移動病人，主要也是擔心病人萬一在轉床的路程中飛去當天使，反而容易讓家屬更錯愕更不捨。通常我會建議讓病人先留在原來的科別，和原主治醫師討論好「症狀控制」的用藥調整，然後教家屬仔仔細細完成「舒適護理」和「臨終道別」，這三件事才是安安穩穩走好最後一程的王牌。

今早總醫師通知我，住在十四樓的病人終於等到床了，待床的王爺爺身上有三個原發的癌症，分別是大腸癌、皮膚癌和膀胱癌。一路治療過關斬將讓王爺爺活到八十五歲，遠遠高過二〇一七年行政院主計總處公布：國人男性平均壽命為七十六點八歲。

直到今年初發現骨頭有癌細胞轉移，王爺爺才結束獨居的生活，讓子女接到身邊照顧，子女也是心疼長輩受苦，在參觀完安寧病房之後很快就決定要收案待床。只是轉安寧病房的確是可遇不可求，等到安寧病房有床，王爺爺的生命徵象卻開始不穩，實在不敢冒險讓王爺爺走這一趟，轉病房的路程加上等電梯少說也要十五至二十分鐘，我不想王爺爺在移動過程中跟大家說拜拜。

幫病人清潔、按摩，家屬跟著學

我到護理站的時候，王爺爺已經推到治療室觀察了，他帶著氧氣導管，張著又乾又髒的嘴巴費力呼吸著，家屬和看護都守在床邊陪伴，此時我跟女兒說想幫王爺爺清清嘴巴。發現嘴巴、舌頭和口腔內的黏膜太過乾燥狀似泥裂，還卡了一塊一塊黑壓壓的髒東西，所以先用食鹽水沾濕的厚厚四層紗布，讓王爺爺含在口腔中，極度乾燥的嘴巴一碰到水分，就反射性出現吸吮的動作，跟小娃娃一樣。

等過了五分鐘取出溼紗，嘴巴內的痰塊和血塊已經軟化，我再用加了檸檬精油的橄欖油，用海綿牙刷清潔滋潤整個口腔，因為王爺爺已經完全沒有牙齒，所以可以很放心地帶著手套，用我靈活的食指幫他做兩側牙齦按摩，最後再塗上口腔保溼凝膠，也順便教家屬如何做唾液腺的按摩。一整套的口腔清潔加運動，分工完成只要十五分鐘。清完嘴巴，我再帶著家屬用的橄欖油紗布去除王爺爺腳底厚厚的腳皮，成效一樣清爽舒適。

試著察覺情緒產生的原因

過程中家屬和看護大姊的互動有點煙硝味，女兒看見我清出的髒污，忍不住責怪看護沒有好好照顧；看護也不甘示弱，立刻回擊都有照著家屬的交代做，誰知道病人嘴巴還是這麼髒。這樣的氣氛太緊張，一點也不搭我特意播放的背景音樂，凱文柯恩的〈綠鋼琴〉。我想了一會兒，決定送佛還是要送上天，王爺爺的生命教材活生生就在眼前，怪別人不會讓自己好過一點，此時的情況需要我出來當和事佬。

我跟女兒說：「台灣的照服員都是有培訓過的，但病人的狀況變化很多很複雜，我們雖然希望看護好好照顧病人，但更希望家屬一起參與，不管是換床單、身體清潔、翻身擺位，家屬願意幫忙，看護也會更清楚自己要協助部分有哪些。」

轉頭，我再跟照服員大姊說：「會做這一行不是缺錢就是很有愛心，我看得出來妳也很認真，但學習一個新的方式來照顧病人，不是代表你原來做得不好，照顧這條路很漫長，病人的狀況又那麼多，我們今天願意用心照顧好別人，也希望當有一天換我們有需要的時候，也有人可以好好對待我們。」

當事情發生的時候一定是有情緒的，但一定要試著去覺察，自己處理的是事情還是情緒，兩者都很重要，而情緒太多的時候，事情也比較不容易圓滿落幕。

下午準備去接新病人的時候，在十一樓的連接走廊遇到萬安人員接大體，準備搭電梯去B1往生室，迎面走來的家屬居然就是王爺爺的女兒，很棒的緣分呀！於是我拉著她的手，一路陪著她從A棟走到C棟，送王爺爺進電梯後再深深一鞠躬，感謝親愛的王老師，讓我收穫良多。

阿杏小語

臨終前病人會出現瀕死症狀，包括有意識不清、譫妄、躁動、呼吸困難等，家屬的焦慮常是隨著病人症狀多寡起伏著，其實這關鍵的陪伴時刻，除了言語上的道愛、道謝、道歉、道別，若能在口腔、皮膚、足部上的照顧，教導陪伴者如何協助病人多些清潔、滋潤、溫柔撫觸，對於安定病人和家屬，都是很有幫助的。

吃力不討好還是要做

喜悅來自於病人的舒適

我一直不斷地自問自答，身為護理師何時是我內心最平安的時刻？後來發現我最大的喜悅來自於看見病人的乾淨舒適，以及有機會好好地道別。

其實我雖然很愛安寧照護的工作，感覺好像也說得一口好安寧，但我一直知道自己內心有個小小破口無法被填平，那是一種即使已經工作很久很久，但面對病人與家屬時能做的事永遠都不夠不足，可能受限於時間、環境、規定等。疾病照顧就是需要用團隊專業來面對，但有時跨專業團隊的溝通就是有些吃力。

不忍看至親受苦

直到那年公公因跌倒引發嚴重胃出血，血色素（Hb）瞬間掉到六必須住進加護病房，接踵而來各種辛苦的治療無一能倖免，家人雖不捨也只能遵循著醫院的建議。

身為長孫的辰必須跟著大人去探視阿公，小小年紀的他，其實內心有很大的壓力，尤其是這日子前後約有一個月左右之久。某天會客時間，辰突然臉色沉重地跟我說，他其實不太有勇氣進去加護病房探視爺爺，因為爺爺插著管被約束的樣子他看了很難過，一時之間我也啞口無言，這壓力的確是大，大到連成人看見至親如此受苦也是不忍卒睹。

但當時診斷的確屬於急重症非安寧收案範圍，於是，諸多為難的因素加總在一起無法突破，最後公公還是從加護病房留著形式上的一口氣回家。事後跟孩子談起善終在華人家庭的重要與困難，辰冷不防跟我說了一段我至今仍記憶猶新的話：「如果你自己都沒辦法讓爺爺好好的走，為什麼你會覺得我們做得到呢？」

當時辰才小六，那是小學階段最後的一個寒假，我一時不知道該回些什麼話好，也不太確定究竟該做什麼好。但我知道孩子的內心受了很大衝擊，因為我也是，家族中每一個親人通通都是，怎知一個跌倒的意外竟讓公公走得如此地辛苦？但更加衝擊我的是，孩子發自內心的話語，我的言教恐怕是多於身教太多太多了。

服務工作是生命的實踐

公公後事結束後，因原本規劃在社區跑安寧居家的計劃被打亂，再次回到醫院工作後，我深知自己經過這次事件，某些內在已經被格式化回不去了。服務好像不該只是一種行為表現，工作應該也要是生命實踐的一部分，很多零碎想法一直在腦海中冒出，像壞掉的水龍頭一樣根本關不緊。

花了很多時間我不斷地自問自答，身為護理師何時是我內心最平安的時刻？後來發現我最大的喜悅，是來自於看見病人的乾淨舒適，以及有機會好好地道別。

而且病人的乾淨舒適若能提早有家人參與，我發現這樣喜悅的漣漪圈會迴盪很久很久，所以我專心開始跑社區計劃了，所以我也變得「高怪」（難搞、機車之意），所以我堅持有點多，所以我也還在摸索。謝謝能夠理解我的每一個人，更感謝不能理解卻和我共事的人，我也跟神禱告希望能帶領我繼續前進。如尼布爾的寧靜禱文能給我力量：

神啊

請賜與我寧靜，好讓我能接受，我無法改變的事情

請賜與我勇氣，好讓我能改變，我能去改變的事情

請賜與我智慧，好讓我能區別，以上這兩者的不同

阿們

阿杏小語

孩子自小是一路看著父母的背影長大的，孩子愈大，就愈能在親子關係的親疏遠近中，收割自己過去的教育成果。孩子永遠不會照著父母的期望長大，但若要維持彼此間良好的溝通管道，需要以身教代替言教，以傾聽代替指責，以接納代替說教，這是我至今一直在努力修正的部分。

保持舒適不容易

跟著衛教內容慢慢學

根據過去的經驗，待人有禮貌，還能把屋子打掃乾淨以及能善待動物的家庭，都可列為楷模。

臨時才接到的工作，要和社區服務社工去訪案，大約下午五點三十分到案家就可以，車程約莫四十分鐘。還好現在工作模式時間彈性大，等手上事情忙告一段落，已經下午三點三十分了。

猶豫了好一會兒到底要不要煮晚餐，最後到底還是希望孩子回到家有現成飯菜吃，隨即開始切菜備料動手煮，速速把香腸蒸飯、番茄炒蛋、醬滷香菇油豆腐、什錦燴白菜，快手快腳端上桌。

正當覺得一切都進行得很流暢時，最後一道手續煎香腸，順手用長鐵筷翻動著，煎到賞心悅目赤赤透亮轉紅色的時候，再把香腸夾回原本蒸飯時所留下的洞。就是急不得，一恍神看見筷子的尖頭上黏了幾顆飯粒，我竟傻傻地將鐵筷放入嘴巴，飯香還沒吃到，我上嘴唇內側整層皮就燙下來了。

幹了這般的蠢事自己都愛笑，先跟社工説抱歉會遲到十分鐘，擦好口內膏才匆匆出門，路上不記得痛，就怕匆忙間忘了關電關瓦斯，不惑之年記性非得這樣差嗎？

適當衛教避免身體壓傷

這次的服務對象是年約五十歲的大哥，過去從事刷油漆工作，最大嗜好就是和朋友喝兩杯。農曆年過完沒多久因為酒醉後跌倒造成顱內雙側蜘蛛膜下腔出血，住院開刀治療，出院後返家已經過了快兩個月，因家人不熟悉照顧技巧，身上多了三個大小不等的壓傷，希望在這次的護理師訪視中，能確認家屬的照顧技巧並給予適當衛教。

主要照顧者是快八十歲的老媽媽，手腳堪稱麻利，還有一個捨不得把病人送到安養機構的好哥哥，母子三人相依為命。但哥哥白天要上班，能分擔照顧的時間很有限，體力消耗完全辛苦這老媽媽了。

根據過去的經驗，家屬有禮貌，還能把屋子打掃乾淨以及能善待動物的家庭，都可列為楷模。感謝主！這一次訪視的這家人三樣條件全符合，慵懶年邁的大黑狗，眼神極度友善，就連我在房間幫忙換藥的時候，會時不時慢慢晃進來，趴在地上貪涼一起吹冷氣，氣質跟主人一模一樣。

服務時邊了解照護狀況

家人照顧的確用心，只是照顧技巧還有很大的進步空間，為了更瞭解他們的日常起居，我把握時間一邊服務一邊聊天，確認家屬的照顧和理解能力。病人睡的是一般木製單人床，為了節省空間，床的右手邊緊緊貼在牆壁上，這樣的擺設其實最不利於照顧者了，日復一日的照顧過程中，都必須過度彎腰，而且靠床的另一邊零動線，沒有可活動的空間，會造成大壓傷[註1]其實不意外。

返家近兩個月的時間，壓傷部位骨盆兩側是三級，最嚴重當然是尾底骨四級[註]

[2]，就快見骨，約莫都有半個拳頭大小。其餘四肢和身上皮膚都呈現明顯的乾燥脫屑；此外，病人餐餐喝罐裝營養品，卻沒有清過口腔，但身上和房間都沒有太多異味，燈光明亮整潔舒適，單單就保持乾淨這件事，跑過社區的照服員、護理師都知道這並非容易事，我還是要大大地讚美家屬。

---

1. 壓傷是因為皮膚受到長時間的壓力，造成皮膚受損。造成壓傷的主要原因是和肢體無法自主的移動有關，如腦中風或脊椎損傷。

2. 壓傷情況會依程度分級：第三級為全層皮膚缺損，但肌肉、骨頭沒有暴露出來，有腐肉；第四級為全層皮膚缺損，並暴露出骨頭，可見到腐肉或痂皮。

慢慢修正照顧技巧

評估後要教導的照顧技巧有：壓傷換藥、翻身擺位、床上移位、皮膚照顧、口腔清節、床上擦澡技巧、基礎營養衛教。後續社會資源連結的部分，就交給社工協助，希望也能申請到長照2.0中C碼的專業人員服務，來協助復能照護。

與家屬見面，我便開宗明義地說：我來是要分享便利好用的照顧技巧，請不需要有壓力。即便服務過程中發現到一些照顧不盡周全的部分，這都事小，只要慢慢照著護理師的衛教內容，持續修正調整，聽七成做五成也都不打緊，有問題就記下來，社工會定時追蹤，先做到這樣就不容易了。

為了怕家屬忘記，我都先做一次完成一邊，另一邊再請家屬完成，中間空檔就請家屬覆誦一遍，並寫下關鍵字和換藥備品使用順序，這樣可以確保家屬能牢記，就算要全部忘光，也是需要多花一些時間的。

服務結束已經晚上七點三十分了，家屬比我還著急，怕我沒吃晚餐給餓著了，拚命趕我回家，真的是太可愛了。

阿杏小語

醫院工作很重視各樣的SOP標準操作方式，但直到深入社區服務，才發現回到家中能正確執行衛教內容的病人和家屬不多，因為醫護教導中少了考量病人回社區生活後的個別性。這也影響我後來在教學中一定會帶入實作，教完還要教會，教會還要會做，會做還要持續，這樣的衛教才算是真的被落實了。

做出自己的格調

創造好的服務價值

家屬的參與，一定會影響照服員的表現，希望照顧品質好，家屬要一起學習。

這次來的照服員大哥，從事醫院看護快十年了，原本是開汽車修理廠的老闆，也是遇到諸多不順的事才改行，我們在醫院交過幾次手，認真地說，我很欣賞他！

主要原因是大哥的照顧品質很實在，他對自己的工作很上心手腳很勤快，像是接到社工轉介的低收入戶個案，他一到服務現場就會拿出自備用品，幫病人該清潔的、該打理的，一樣一樣都打點得令人安心。一看就知道基本功扎扎實實的，工作負責態度也很謙和客氣，一次我給大哥照顧方式的建議，他還說能學到新方法真有趣，工作能持續保有高度學習力。

對我而言，這就是專業，也是看重自己的表現！再說一次，我很欣賞他！

照護品質需有人提醒

鋪陳了這麼一大段，也是最近接二連三地遇上幾位自稱有多年照顧經驗的看護，但是照顧品質卻令我不敢恭維。以下陳述都是我訪視親眼看見，絕無半點揑造，這些現象最糟的時候，可能同時出現在同一個病人身上。

當病人倦怠虛弱無力躺在病床沒法說話時，床單、被褥、管路全皺成一團和病人融為一體，皮屑、食物殘渣、用過衛生紙團隨處可見，看護索性擺好姿勢帶上耳機追劇加滑手機，雙手掛滿一串串飾品壓根沒打算要常洗手，見家屬到來就靠流裡流氣的話當煙霧彈，此時若家屬也未覺察提出詢問，我都忍不住白眼快翻到屁股去了，一天兩千兩百元是這樣沒良心的賺法嗎？

好的要誇，壞的也要有人提醒，職業哪分什麼貴賤？格調從來是靠自己創造出來的，做得好，總有明眼人會挺。

家屬要多參與照護現場

想起之前訪視一位口癌大哥，需協助疼痛控制用藥調整，一走近床邊就聞到濃濃酸酸的汗味，旁邊坐了一個自稱看護、身著襯衫西裝褲的中年男子，不停地講手機，直到我把病人嘴巴裡的痰塊都清乾淨了，他老兄才冷冷地瞥我一眼，以台灣國語的語調說：「小姐，妳有什麼速情啊？」

「請問病人這幾天是擦澡還是洗澡呢？」

「他都沒洗哦，因為他說他不想洗。」

「那你來這三天都在做什麼呢？」

「陪、伴、哪～」

我轉頭跟病人商量：「大哥，洗個澡舒服一些，我準備東西，你洗洗好嗎？」

十五分鐘後病人終於香香的了，我很歡喜。

此刻，這位中年的看護先生的臉色比積了一個月的宿便還臭，他憤怒我壞了他講電話的好興致，我揮一揮衣袖不帶走他一絲絲怒氣，只撥了電話給家屬，告訴家屬同樣費用可以請到很用心的照服員，也提醒家屬：「家屬的參與，一定會影響照服員的表現，照顧品質要好，家屬要一起學習。」

我並不是看輕這位中年的看護先生，只是人要有自覺才會有機會進步，至於想走什麼路線，心態早就決定自己的高度了。

阿杏小語

目前長照的生態不論在居家或醫院，多數家庭都是請外籍看護工或照服員來協助，請人代勞多是因為家屬覺得自己也不懂照顧。但過程中多鼓勵親自參與和學習，在當中所學的不只是長輩的照顧細節，投入時間所獲得的知識，也會是自己老後可能要面對的問題。唯有透過動手做，才會知道照顧究竟難在哪裡。

笑一個送我當禮物

服務中看見更多可能

笑容或許只是短短的瞬間，但相信只要還能笑，生命就有轉彎的可能，我能做到的，一定會盡全力想辦法去做好。

回想剛剛從日二專畢業的我，二十出頭進到醫學中心工作，各方面表現其實都非常普通，卻因年輕氣盛不會管理情緒，常常對院內的政策有諸多抱怨。

歲月匆匆，如今我也四十好幾了，毅然決然脫離原有習慣的環境，一個人跑社區、接課程……什麼都試，再忙也沒半點抱怨很是自得其樂，一個人的工時好像有少一點點，但花在準備和學習的時間上，卻比以前多了很多，連閱讀都是。

傳遞溫度與關懷

很開心能從不同的新鮮服務模式中看見更多可能，但尷尬的是，有時連自我介紹都覺得自己很不在正軌上。對這樣的小事很懊惱時，我會禱告請上帝告訴我方向，因為我明白，自己的價值首先要說服的就是自己。

值得心安的地方是現在所做的每件事情，都是自己想開創的，現在面對案家狀況再糟我都是零抱怨，也會把握服務時間趕快做，甚至不在意案家環境是否骯髒雜亂、家屬是否配合，只期望當服務結束當下，能夠讓病人、家屬會心一笑。

這次的服務跑了兩個地方，是我最親近的鹽埕和鼓山，這是我從小長大的地方。跟我生活在同一片土地的長輩們，因為生病或是失能讓日子變困頓了，因體態發福所以剪不到腳趾甲，因為人生某個階段卡關所以停滯了，時常可以感受到眼前這個人很久沒笑了。

我野心不大，只想專心地為他們好好洗腳，好好幫他們爭取片刻的潔淨和舒適，結束時再教一些簡單的自我照顧技巧，用我的手心傳遞一點點溫度和關懷。

在服務結束時我跟長輩說：「請好好照顧自己，用阿杏教的簡單方法，如果覺得我的服務很好，那就拜託請送我一個微笑。」

還好，兩個長輩和家屬都笑了，還外加一個也學得開心的照服員。這個笑容或許只是一個短短的瞬間，但相信只要還能笑，生命就有轉彎的可能。

我能做到的範圍，一定會盡全力想辦法去做好，剩下的就禱告，交託給親愛的上帝幫忙了。

阿杏小語

薩提爾曾提出，生存姿態沒有「好」或「不好」之分，只有「一致」或「不一致」的區別。藉由陪伴病人的過程中，我不斷問自己想要什麼，後來發現是付出比獲得重要，平靜比快樂重要，探索自我比教訓小孩重要，有能力去愛比接受愛重要，因為心中明白，最大財富就是每天內心都有泉湧出來的平安喜樂。

第八章

舒適照護的力量

●●●●●●

透過舒適的照顧讓病人多感受點溫暖，
哪怕只是片刻的笑容、安安穩穩地睡著，
彼此的內心都是滿足的。

被重視的感覺

病人也能自我照顧

用最容易懂的方式教導病人自我照顧技巧，幾個簡單的動作，就能讓病人感受到被重視，也學習到如何安頓自己。

最近家訪口癌病友，我是不太能再叫人家「大哥」了，很多病人的年紀至少都小我十歲起跳，然而他們身上有許多雷同的特質：妻子都很年輕、孩子都很小，家庭經濟狀況普遍不穩定，他們的臉上、身上都有許多縫縫補補的痕跡。

根據國健署網站的資料，口腔癌為我國青壯年男性（二十五至四十四歲）最容易發生的癌症，平均死亡年齡為五十四歲，較其他癌症早十年以上。每年約有五千四百名口腔癌個案，兩千三百人死於口腔癌。

簡單照顧讓病人自主學習

對照三十出頭的阿忠，他正值青壯年閃耀的年紀，卻在二〇一八年初診斷出口腔癌，儘管已經做了手術、化療、電療，仍在近日回診確定復發了。

和陽光基金會的社工去家訪時，他的女兒才出生一週而已，我看見他初為人父的喜悅，也看見他因腫瘤壓迫神經而頭痛暈眩。儘管妻子是在坐月子期間，儘管她表現得很懂事、很堅強，儘管家人並沒有袖手旁觀，對比孱弱的病人任由癌細胞恣意侵略身體，上述的「儘管」都不會讓罹癌這件事變得好受一點。

而護理師在短短一小時的訪視時間可以做什麼呢？通常已足夠關心病人目前的治療進度，也能從旁瞭解家庭中的互動狀態，評估病人自我照顧能力，再以最容易懂的方式教導病人自我照顧技巧。

清潔傷口過後可以很清楚看得出來差異，所使用的材料相當容易取得，先用紗布、橄欖油、白開水、蘆薈凝膠濕敷軟化局部痂皮和髒污，這步驟最重要也最讓病人舒服，大約十分鐘的時間後，再接著像輕輕卸除眼妝的力道，局部環狀慢慢擦拭，皮膚樣貌瞬間會清爽許多。

總得清乾淨後，再來上醫院給的燙傷藥膏，接著覆蓋上石蠟紗布，再覆蓋乾紗布，最後用繃帶輕繞頸部取代用膠布黏貼固定。

幾個簡單的動作，就能讓病人感受到被重視，也學習到如何安頓自己。

好好珍惜、照顧身體

照顧的精髓是協助而不是完全取代，當病人有能力自己做好清潔，不只減少感染的機率，舒適度也提升許多，身邊的家屬在照顧上不只省心，還能省力氣。家訪即使面對著堆積如山的問題，見一個就處理一個，不管難易，對我而言都是值得試一試的。

端傳媒在二〇一六年的一篇報導中提到，全台估計有超過五萬家檳榔攤，從上游到下游一條龍，從業人口高達百萬人，創造可觀的就業機會，在政府不鼓勵、不輔導、不禁止的政策之下，綠金產值不僅未消退，竟還突破百億，僅次於稻米。

檳榔之所以快速地竄紅，和七〇年代台灣經濟由農轉工有很大關聯，我們既憎恨檳榔是造成健康的殺手，但我們也同時難捨檳榔所創造的經濟獲益。這問題太大太困難，回歸到個人的取捨會更簡單些。

健康從來都是失去後才知道要開始珍惜，希望這樣的遺憾，能提醒我們健康的時候，就要懂得凡事知錯早改都還來得及的道理。

阿杏小語

有些東西擁有時不覺得要特別珍惜，例如年輕健康的身體、幼兒渴望被呵護的眼神、孩子日日平安到家、夫妻平淡無奇的相處、年老父母尚能自理，這些我都曾經擁有，卻也不斷抱怨我所沒有的，直到公婆離開、孩子大了世界不再只有我，我突然懷念起那雙眼巴巴等著我去幼兒園接他的眼神，錯過的，讓我深知現在的每個當下都要珍惜。

呼吸
只為讓病人能睡得安穩

聽到奶奶暢通的呼吸聲，和家屬、原科醫護人員交班之後，看著奶奶酣睡的模樣，真覺得能好好睡上一覺是人生一大滿足。

原本就天馬行空的個性，五年多的社區服務經驗，更讓自己的服務思維添上不同元素。不確定醫療和社區何時才能真正接軌，但期待自己可以結合醫療和社區所學，能多元應用在每一位需要的病人身上。

熱鍋上的照護家庭

病人是個高齡九十歲的客家老奶奶，生的病是口腔頰黏膜癌。這病來得實在有些冤枉，早從奶奶第一次發現口腔有不正常的白斑和疣冒出來，三個女兒們都非常注意奶奶的健康狀態，該定期檢查、該追蹤的無一疏漏，前後也耗了好多的時間來回醫院。

當確診結果是頭頸癌時家人非常心疼，接下來高齡長輩要忍受一連串的治療：反覆檢查、追蹤、回診、出院、入院……，來來回回光用想的都累，更遑論奶奶要吞下這細碎折磨過程的苦。高齡患者身體幾乎都是呈現共病狀態，老老照顧最考驗的是年屆花甲之齡的子女，女兒們常常是在醫院顧完媽媽後，就要再趕著回家探視有帕金森氏症的爸爸，兩頭忙的結果常常忽略自己身體也要保養。

我完全能體會女兒的形容：「這就是熱鍋上的家庭，帶老人比帶小孩還累啊！」女兒們能支撐下來不只是因為反哺之恩，即使和當初自己規劃悠閒的退休生活不同，也期待透過身教來讓下一代明白，孝順是一種行為表現不能只是說說。

奮鬥兩小時後的成果

奶奶早在發安寧照會前就在用嗎啡類的止痛藥了，在床邊觀察了老奶奶一會兒，總覺得老人家怎麼睡都不安穩，像蟲子一樣扭來扭去還明顯張口呼吸。

原來是因為腫瘤而腫脹的鼻子覆蓋厚厚黑色痂皮，一直延伸到兩個鼻腔裡面緊貼著黏膜，還有口腔內嚴重乾裂的舌頭和頰部，我心想這實在是個大工程，於是一大早我就備好工具打算看看能否突圍。

身上的備物有：橄欖油、生理食鹽水、三毫升空針、紗布、各種尺寸的棉棒、拆線盒裡面的剪刀和鑷子、衛生紙、酒精棉片、手機裡KKBOX大自然音樂系列交叉播放。

清傷口前務必先請住院醫師開半支嗎啡止痛，腫瘤潰瘍傷口的特色就是：「癌細胞不正常增生繁殖並侵犯浸潤皮膚，及其周圍血管使得皮膚完整性遭到破壞，而導致傷口形成容易出血。」

經過兩小時的奮鬥，總算清乾淨奶奶腫瘤潰瘍傷口上的黑色痂皮，並在家屬協助下，我們終於聽到奶奶暢通的呼吸聲。和家屬、原科醫護人員交班之後，看著奶奶酣睡的模樣，真覺得能好好睡上一覺是人生一大滿足。

明知照顧品質與服務，跟需要充足的時間絕對有關，感觸的是在醫院或機構裡，這件事都是可遇不可求。

阿杏小語

我開始發現自由自在的呼吸很珍貴，其實是從看見病人呼吸困難開始，那種坐立難安、生不如死的樣子，讓我極為心痛不捨。人在病痛的面前竟變得如此軟弱無助，於是我更清楚自己這輩子不管在哪服務，有一個不變的目標：協助臨終前的病人保持乾淨、增進舒適、減輕痛苦，以及有機會跟這世界好好說再見。

只在意此刻你是否舒服

小心翼翼呵護彼此的信任

許是久未有人這麼輕柔地幫大哥洗腳，看到他原本緊蹙的眉頭漸漸鬆開，再慢慢露出笑臉，此刻，我知道，他接納我也信任我了。

接到這個案的轉介時我有些擔心，因為病人是聾啞人士，不會讀唇語只會比手語，溝通只能依賴小女兒翻譯，聽說脾氣向來暴躁，常常跟唯一同住的小女兒大發雷霆，情緒陰晴不定。這次的服務的確很有挑戰性。

第一次到病人家，要爬樓梯上公寓四樓，只要是沒電梯的住所，我都很擔心病人萬一體力衰退，大概都回不了家。他們租來的老屋子空間是簡單的兩房一廳，相當簡陋，連家具都顯破舊，但小女兒把屋子裡的物品依序擺放得整整齊齊，看得出來是個懂事貼心的孩子，才高中年紀，就把家裡、父親、課業與自己，都安排得井然有序。

面對心牆仍順利完成訪視

大哥明知道我和社工約好要來訪視，故意賴在床上不起來，好不容易等了十幾分鐘，大哥才意興闌珊慢慢起床，步伐蹣跚地走到客廳，駝著背坐在他專屬的折疊椅上。我試著蹲低去迎向大哥的眼神，他輕輕斜睨了我一眼，表情淡漠，感覺很有防備心。

我先是使用橄欖油加上幾滴檸檬精油，沾上ENT棉棒，用肢體動作示意「準備要輪流放入病人兩邊鼻孔中」。我先輕柔地將棉棒環繞鼻孔一圈，請病人深呼吸一下，聞到清香的果實味，我特地觀察大哥的表情，發現他沒有討厭還小小地點了一下頭，這是好的開始，清潔的全程都由小女兒在旁協助以手語翻譯。

接著我又示範雙手按摩自己的臉頰，再將口腔棉棒沾油，輕畫自己嘴唇三圈再抿抿嘴，滋潤乾裂的唇，請病人邊看也照做，並緩緩伸入口腔內畫圓按摩牙齦，再換紗布棒沾油來刷牙，同時也捲出卡在口內的痰，大哥不排斥照著做就是好事。

就這樣，在和平的氣氛下結束第一次的訪視，我們約好相隔一個月後再來。

開始主動執行自我照護

第二次到案家，一進門我就看到病人座位旁的桌子，將已做好的一根根紗布棒，放在洗乾淨的飲料杯中。女兒說：「大部分都是爸爸自己做的哦！」

是的，衛教最終目的，就是要引發病人主動執行的動機，而非只是單方面表達醫護的專業而已，透過雙手給出去的溫度，正是期待病人也能從內在，長出部分自立的能量。

因為病人自我照顧的狀況有進步，我決定加碼幫他修剪趾甲和足部按摩，讓病人也好好開心一下。許是久未有人這麼輕柔地幫大哥洗腳，看到他原本緊蹙的眉頭漸漸鬆開，再慢慢露出笑臉，此刻，我知道，他接納我也信任我了。

我從不是個溫柔的人，甚至是有些高怪（難搞、機車之意）和孤僻，但因著上帝的恩典，給了我一個很棒的能力，讓我感受他人生命處在脆弱的破口時，可以適時去給予關懷，不顯突兀且帶有溫度。

僅僅只是這樣的敏感度，我卻珍惜並謹慎使用著，不論我照顧過多少人，經驗過多少生命故事，我都一如初衷小心翼翼呵護著，只在意此刻你是否舒服。

如同箴言 3:27 提到的：「你手若有行善的力量，不可推辭，就當向那應得的人施行。」

阿杏小語

當病人和家屬關係緊繃的時候，不管是溝通或是照顧，都會發現有一面無形的牆擋在有形的距離之中，多年恩怨情仇的累積，很多家屬早對病人失去同理心。也因為如此，我會教家屬用五毫升橄欖油加一到兩滴檸檬精油，沾棉花棒幫病人滋潤一下鼻腔、嘴唇和口腔，藉著一個小小動作，不僅讓病人舒適也拉近彼此的距離。

把加油變成祝福

承諾的事就從今天開始

切切要把握床邊陪伴的每一刻，把「不要放棄」換成「我們愛你」，我們一定得思緒清明地見證今天，才能印證我們以為的明天，到底會活成什麼樣子。

忽然收到的一張照會單，本來預定門診做化療的王媽媽，卻因肺炎不適先住院控制，聽王媽媽的女兒說，媽媽因施打Taxotere（歐洲紫杉醇）導致頸部、腋下皮膚潰瘍損傷，容易破皮、流血、傷口難癒合，所以不知道該如何著手換藥，因為每次換藥都讓病人更痛不欲生。

其實這化療藥確實有皮膚方面副作用，但造成病人整圈頸部皮膚都二度以上的損傷，的確是在我過去的服務經驗沒有見過的。好在原科醫護團隊有提早照會皮膚科，看見當天回覆單上寫著「Hailey-Hailey 疾病——家族良性慢性天疱瘡」，又查電子病歷看到王媽媽早在七月曾自行到皮膚科門診，當時的記錄是「Sjögren's syndrome（修格連氏症候群）」，跟專科護理師討論評估，王媽媽可能因長期化療導致免疫力低下而誘發。

同事齊心合作的收穫

後來連絡主治醫師說明原委，同意在隔週一上班就立馬照會風濕免疫科。因星期五下班已晚，將傷口換藥還有轉安寧的討論安排在週六，感謝安寧病房上班的好同事，提供我關於此類傷口換藥完整的經驗分享。

工作二十餘年，直覺、謹慎和盡可能的收集資料都是必要的能力，下午和原科護理師、以及跟她媽媽一樣是護理師的女兒一起分工換藥，扎扎實實共忙了兩小時。怕王媽媽在過程中太痛苦，換藥前先給了止痛藥，再將生理食鹽水紗布濕敷在皮膚上，軟化欲清除的痂皮、舊血漬和油垢，最後使用橄欖油沾紗布棒以輕輕畫圓圈的方式，將所有沾黏在傷口外圍皮膚上的殘膠、皮屑、乾燥痂皮，通通清乾淨。

最值得的是，換藥後看見病人的舒服與輕鬆感，看見病人放鬆的眉頭更感受到，這都是大家齊心合作才能有的收穫。透過換藥中的互動溝通，同步讓家屬更理解安寧的照顧理念，這也是共同照顧存在很棒的價值之一。

離開前的舒適清理

週一早上特地傳 Line 給家屬，想知道上週六幫病人改變新的換藥方式，不知是否有讓病人舒服一些，倘若傷口好轉就再約這禮拜二早上，帶著純露和精油去讓病人多些舒服。

就在準備要帶出門的物品時，下一秒家屬女兒便傳 Line 跟我說：「學姐，媽媽剛剛走了，謝謝妳，傷口好很多了。妳幫她換藥時她真的很舒服、放心，前兩天還問是妳會來幫她換藥嗎？真的很謝謝妳。」

沒想到王媽媽選擇適合的時間，早一步說再見了。

明明上週換藥時病人的生命徵象還算穩妥，所以聽到這消息時，我竟然還傻愣了一會兒，不在預期中的情況，讓我忍不住吸了一口氣壓住內心的沉重。我知道自己有盡力了，但心情也同時參雜著難受和慶幸，難受的是覺得介入太晚，讓病人的身心都辛苦那麼久，實在非常不忍；慶幸的是至少曾經服務過一次，讓王媽媽的傷口跟皮膚都清乾淨後才平安離開。

學到不同換藥的方式

跟著常規跑的工作，手上就會同時有好幾個病人，新、舊案都需要看，時間怎麼分配都不太夠用，有時還得處理行政事務，和病人的互動就會被切成一段一段的。即使多年的護理工作經驗累積下來，這部分的無奈還是在所難免。

想起高職時當看護打工賺學費，當年好幾天連續上二十四小時的班都樂在其中，因為一次只專心照顧一個病人，一個服務完成後才會再接一個，有頭有尾的照顧方式，讓即使連上夜班的我也很少躺下睡，因為怕萬一睡沉了，病人不好叫。即使如此克難，當看護那段時間累積的觀察力，對於我後來的護理工作有莫大的影響。

冷靜片刻，我想到自己若感到難受，那家屬必定更不好過。回撥電話給王媽媽的女兒，感謝她讓我有這個寶貴機會可以服務王媽媽，能從病人身上學習不同的換藥方式，並帶給病人不同的舒適程度，這是身為護理師的驕傲。我也更肯定病人的女兒一路細心的陪伴和照顧，這真是臨終病人最大的幸福，因為直到生命結束的前一刻，都還有家人充滿愛的溫暖在身邊圍繞著。

今天有空就今天做

本來還想再找出更舒服的換藥方式減輕病人的受苦，但病人選擇用自己的速度走完人生最後一哩路。還好還好，上週六不只和女兒一起把傷口清潔乾淨，也和前來探視的親友們婉轉說明臨終道別的重要性，切切要把握床邊陪伴的每一刻，把「加油」換成「祝福」，把「不要放棄」換成「我們愛你」，我們一定得好好地把握今天，才能印證我們以為的明天，到底會活成什麼樣子。

記錄文章正是提醒自己，即使日覆一日做著同樣的工作，仍要保持警覺心和敏感度，因為不管學習再多，若很少用在接受服務者或自己的身上，那學習就只是見樹不見林，上課變成累積時數和證照而已。所以，明天以後的承諾，若心有餘力，今天有空就今天做吧！有些承諾聽了總讓人熱情不起來，但當下的熱情和驚喜還是比較實在的，對工作、對家庭皆是如此。

就如同達文西所言：「勤勞一日，可得一夜安眠；勤勞一生，可得幸福長眠。」這就是安寧很經典的善活也善終的概念。

阿杏小語

很多人問過我，會不會因為是護理師又在安寧領域服務，所以面對死亡的態度比較灑脫？我的答案是：「不會。」非但不會，也因為很清楚疾病和死亡的樣貌，所以在面對許多關於生命的議題時，反而相當嚴肅，不會拿這件事開玩笑，因為我知道自己所擁有的每一天、每一刻，都是離世的病人曾經渴求卻盼不到的未來。

獨門的三好舒適照護

傳達最溫暖的心意

照顧者有許多說不出來的心酸，但我提供的簡易舒適照顧，背後真正的心意是知道如何透過動手做，去連結病人和家屬的心。

「三好舒適照護模式：好記、好學、好便宜」，是我教導用一瓶食用橄欖油可以從頭照顧到腳，口腔清潔、全身皮膚乾燥皮屑、便秘改善、肌膚撫觸技巧，一次學一點，現場每次學就會再示範教做一次，確實讓病人、家屬反應甚好，甚至推廣到照服員的學習課程中，學習回饋的滿意度也都很高。

很多還沒上過我的課程的朋友，看到我的粉專上分享的故事與照護方式，都會被橄欖油的魅力吸引，覺得方法簡單就會直接使用在個案身上。在這邊想要再叮嚀一次，簡易舒適的照顧重點不僅僅在橄欖油的使用而已。

親身試用後再服務病患

橄欖油操作雖然很簡單，在推成教學方案之前，我自己已經試用三個月以上，至今也是天天使用呢！也是因為常常用，才能夠不斷改良、不斷更新，把接受服務者給予的意見整合，再來慢慢修正。

試想，若提供橄欖油衛教法的人，自己都沒有常常使用的習慣，也抓不到合適的劑量和手法，就來教個案家屬使用，這跟剛學會開車就教別人開車上路的意思是差不多的。

長輩的皮膚相對脆弱，我都會建議初學者能先上過我的課，課堂中可以學習正確技巧和溝通方式，學會之後一定要自己先親身試用一陣子，感受橄欖油在身上的感覺，再使用到要服務的長輩身上；面對個案及家屬更多的提問，也才能好好回應，否則方法技巧不對，病人還是覺得很負擔的。

在超過二十年的護理工作經驗，從癌症腫瘤照顧到安寧療護，再走到做社區健康促進及長照服務，體會護理的價值信念，其實就是讓病人的身心靈得到完整舒適照顧，使狀況還穩定的時候，就能夠感受到舒適與安樂。

面對高齡長輩更要表達善意

以前在臨床第一線服務都覺得為什麼衛教說得再多，總有些病人不能依教導執行，直到深入個案家中訪視，才親眼看到居家環境的困難。例如在醫院病房可以輕易操作洗澡，但高齡長輩感染控制穩定出院回到家之後，因家中四處、浴室囤積過多物品，所以又會常常因為各種的感染反覆入院。

有機會遇上家屬時，我也不免會表達一下自己衛教上力有未逮的困擾，希望能深入了解家屬需要協助的部分，但很明顯可以感受到家屬的欲言又止。到社區服務後才能體會，當一個家庭累積的問題太多，就如同家屬曾說過：「家裡狀況實在多到不知道該從何說起。」

這的確是啊！

今日服務一個九十歲高齡的爺爺，原本生活功能良好，還能和奶奶到處去走走逛逛，可是最近中風之後左側偏癱，整個人的脾氣變得大壞，兒子因目前無業，所以擔任主要照顧者，一入門我就看見兒子疲憊的神情和體態。

面對高齡長輩，因為耳朵和視力都不好了，所以在溝通語調和服務動作上更要溫柔緩慢。另外長輩對第一次見面的陌生人都會有戒心，面對坐在輪椅上的他們，我有時會蹲下平視長輩，雙手再輕輕撫觸、按壓長輩的背部，表達我的善意。

連結病人與家屬的心

有時若陪同的社工也有默契的話，當我在照護足部時，社工也可以幫忙手部或背部的簡單照顧，這工作讓家屬協助也是超適合的。足部照護包括洗腳、去皮屑腳皮等，其中修剪趾甲的時間通常會花比較久，若超過三十分鐘一定要讓長輩改變一下姿勢，避免長輩日後對這個服務反感、不耐煩。

服務過程中，我會讓家屬體會簡易的舒適護理在自己身上的感受，這真的很有趣，因為僅僅是透過有禮貌而溫柔舒服的手部肌膚接觸，我便感覺家屬的心放鬆了不少，信任感也增加不少。這時我提了一些安寧還有《病主法》的概念，提醒兒子：

「有些問題先提早思考，會比臨時遇到再處理起來會圓滿許多，當然後續還有任何問題，歡迎都和我保持聯絡。」離開前，我看見中年身材高大的兒子，眼眶有些紅紅藏在眼角的感動。

照顧者有許多說不出來的心酸，家庭本身的問題也不是我們可以輕易突破，但我提供的簡易照顧，透過輕柔的雙手連結病人和家屬的心，好好地表達心意，讓長期疲憊的關係有了一些喘息的空間，在生命的最後一哩路，緊繃的關係可以有不一樣的出口。

這也驗證了哥林多前書 13:13 所言：「如今常存的有信，有望，有愛這三樣，其中最大的是愛。」

阿杏小語

以前當家屬要帶病人出院，都會提醒家屬要準備護唇膏、口腔保濕凝膠、嬰兒油、凡士林、除膠抹布等，還好有位陳大哥當面提醒我，這些耗材對他家經濟狀況而言是吃不消的，這才讓我有了用橄欖油來做全身舒適照顧的發想。有時我們雖然存的是好心，但卻忽略到對方的感受，感謝家屬幫我上了這寶貴的一課。

陪你到最後

安寧護理師的生命教育課

春落下的幸福時光

作　者　李春杏
編　輯　吳雅芳
校　對　吳雅芳、李春杏
封面設計　劉庭安
美術設計　劉錦堂

發行人　程顯灝
總編輯　呂增娣
主　編　徐詩淵
編　輯　吳雅芳、簡語謙
美術主編　劉錦堂
美術編輯　吳靖玟、劉庭安
行銷總監　呂增慧
資深行銷　吳孟蓉
行銷企劃　羅詠馨

發行部　侯莉莉
財務部　許麗娟、陳美齡
印　務　許丁財

出版者　四塊玉文創有限公司

總代理　三友圖書有限公司
地　址　106台北市安和路2段213號9樓
電　話　(02) 2377-4155
傳　真　(02) 2377-4355
E-mail　service@sanyau.com.tw
郵政劃撥　05844889 三友圖書有限公司

總經銷　大和書報圖書股份有限公司
地　址　新北市新莊區五工五路2號
電　話　(02) 8990-2588
傳　真　(02) 2299-7900

製版印刷　卡樂彩色製版印刷有限公司

初　版　二〇二〇年四月
一版三刷　二〇二二年八月
定　價　新台幣三二〇元
ISBN　978-986-5510-09-1（平裝）

國家圖書館出版品預行編目(CIP)資料

陪你到最後,安寧護理師的生命教育課：春落下的幸福時光 / 李春杏作. -- 初版. -- 臺北市：四塊玉文創, 2020.04
面；　公分
ISBN 978-986-5510-09-1(平裝)

1.安寧照護 2.生命終期照護 3.通俗作品

419.825　　109002068